기초치의학과 임상의 만남

임상적 의문에 대한 기초치의학의 대답

2

근관치료

Shimono Masaki (下野 正基) 저
한 금 동 · 최 진 역

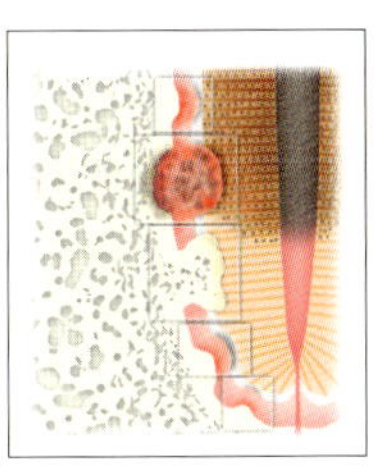
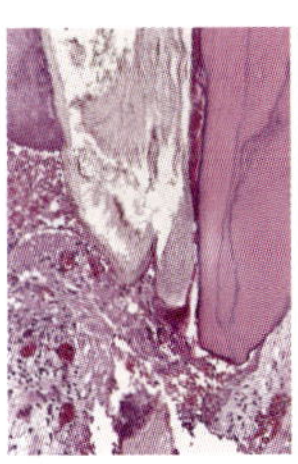
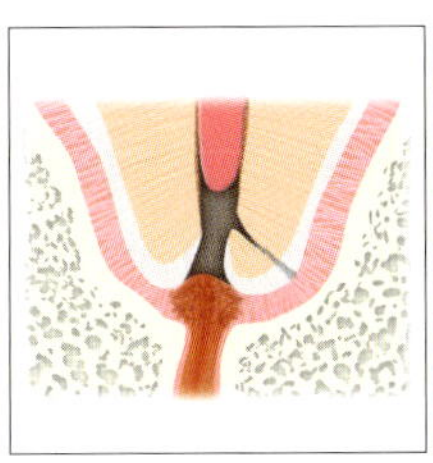
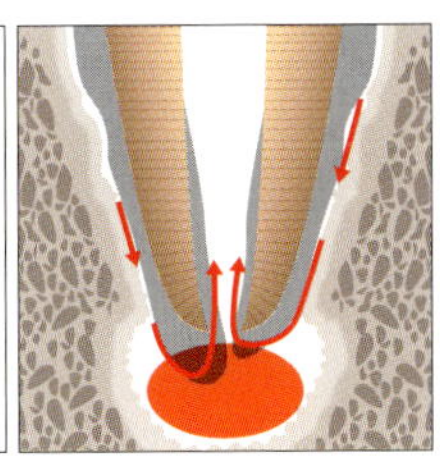
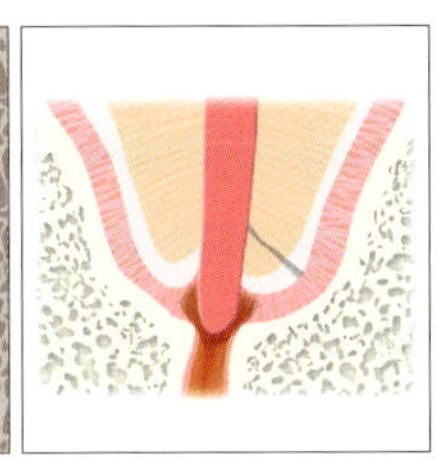
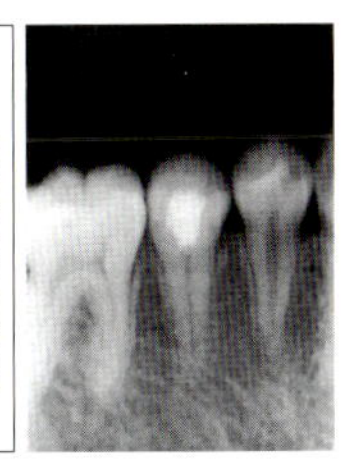

대한나래출판사

DaehanNarae Publishing, Inc.

SK V1 Tower 1507
Younmujang 5 gagil 25, Sungdong-gu,
Seoul 04782, Korea
TEL: +82-2-922-7080
FAX: +82-2-922-0841
E-mail: nrpub@naver.com
Website: www.nrbooks.kr

Original Japanese Title: 下野先生に聞いてみた [2] エンドの疑問に答える, 指針がわかる
下野正基 著

Printed in Korea

기초치의학과 임상의 만남 [2] 근관치료

발행일 2020년 7월 1일
저자 Shimono Masaki
역자 한금동 · 최진
발행인 최용원
편집디자인 이은의
표지디자인 이은의
교정·교열 윤수현
발행처 **대한나래출판사** (등록 제2012-000051호/1994.6.10)
주소 서울시 성동구 연무장 5가길 25, 성수역 SK V1 Tower 1507호 (성수동 2가 315-61)
전화 (02) 922-7080
팩스 (02) 922-0841
이메일 nrpub@naver.com
홈페이지 www.nrbooks.kr

ISBN 978-89-5741-811-6

정가 50,000원

저자 약력

Shimono Masaki (下野正基)

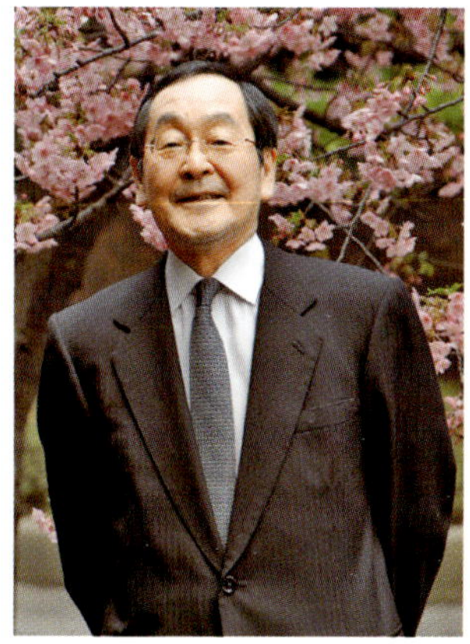

1945년 홋카이도 후라노시 출생
1970년 도쿄치과대학 졸업
1974년 밀라노대학 의학부 약리학 연구소 객원 연구원
1976년 학위 취득(치의학 박사) 도쿄치과대학
1990년 일본병리학회 인정 구강병리의
1991년 도쿄치과대학 병리학 강좌 주임 교수
2004년 도쿄치과대학 치과위생사 전문학교 교장(겸임)
2011년 도쿄치과대학 명예 교수
2012년 일본치과의학회 회장상 수상

주요 저서

下野正基．下野先生に聞いてみた1）ペリオ・インプラントの疑問に答える，指針がわかる．東京：クインテッセンス出版，2017

朝波惣一郎，伊藤加代子，井上誠，北迫勇一，下野正基，ほか．このまま使える Dr. も DH も！歯科医院で患者さんにしっかり説明できる本．東京：クインテッセンス出版，2017(共著)

下野正基，山根源之・監修．新編口腔外科・病理診断アトラス．東京：医歯薬出版，2017

下野正基．やさしい治癒のしくみとはたらき　歯周組織編．東京：医歯薬出版，2013

下野正基．新編治癒の病理：臨床の疑問に基礎が答える．東京：医歯薬出版，2011

下野正基，高田隆・編．新口腔病理学．東京：医歯薬出版，2008

下野正基，前田健康，溝口到．歯の移動の臨床バイオメカニクス：骨と歯根膜のダイナミズム．東京：医歯薬出版，2006

Brunette DM・著．石川達也，下野正基・訳．クリティカルに考える．東京：クインテッセンス出版，2001(翻訳)

Trowbridge HO, Emling RC・著．下野正基・監訳．やさしい炎症論：エンド・ペリオの理解のために．東京：クインテッセンス出版，1990(翻訳)

山村武夫・監，下野正基，飯島国好・編．治癒の病理：ペリオ・エンドの臨床のために．東京：医歯薬出版，1988

下野正基．病理の立場からセメント質剥離を考える．the Quintessence 2017；36(11)：48-65.

三上格，下野正基．基礎と臨床からみるインプラント治療後の維持管理．GP はインプラント周囲炎にどう対応？the Quintessence 2016；35(12)：48-67.

下野正基．リバスクラリゼーションの病理学的考察．the Quintessence 2016；35(7)：100-117.

책머리에

필자는 강연 의뢰를 받았을 때 "여러분은 어떤 임상적 의문을 가지고 계십니까?"라고 물어봅니다. 그러면 상상 이상으로 많은 질문이 나옵니다. 물론 모든 질문에 대답할 수 있는 것은 아니지만 관련한 병리조직상이나 모식도를 준비해 알기 쉽게 설명하려고 노력합니다.

근래 치의학 연구의 진보는 눈부실 정도여서 수많은 전문 잡지에 방대한 수의 논문이 발표되고 있습니다. 단백이나 유전자의 작용이 밝혀짐에 따라 치과 임상과 관련한 새로운 정보가 무서운 속도로 늘어나고 있습니다. 그런 각각의 현상을 설명하기 위해서는 처음 듣는 다수의 전문용어를 구사하고 모식도를 그려 가며 이야기해야만 합니다. 한편 "기초치의학이나 병리학 이야기는 친숙하지 않다. 이해하기 어렵다. 학생 때 이후로 거의 듣지 못했다."라는 것이 많은 임상가의 의견입니다.

바쁜 중에도 시간을 내서 필자의 강연을 들으러 와 주는 치과의사·치과위생사에게는 조금이라도 흥미를 느끼게 하고 싶고, 강연 내용이 기억의 한구석에 조금이라도 남았으면 좋겠다고 바라 왔습니다. 그러한 생각에서 필자는 강연할 때 반드시 자료(résumé)를 배포하고 있습니다. 보통 1페이지에 6장의 슬라이드를 배치한 컬러 자료로 10여 페이지가 됩니다. 자료를 배포하지 않으면 친숙하지 않은 기초치의학의 이야기에 청중이 흥미를 느끼기도 어렵고, 강연하는 저 또한 정해진 시간 안에 많은 새로운 정보를 제대로 전달할 수 없습니다.

그런 연유로 임상 현장의 질문을 정리하고 '임상적 의문에 대한 기초치의학의 대답'이라는 형식의 책 제1권 "기초치의학과 임상의 만남 — 임상적 의문에 대한 기초치의학의 대답 — 1. 치주학과 임플란트학의 의문에 대한 대답과 지침을 알 수 있다"를 2017년 12월에 출판했습니다. 덕분에 많은 독자로부터 "재미있었다.", "알기 쉬웠다.", "근관치료에 관한 책이 나오면 꼭 사고 싶다."라는 고마운 평가를 받을 수 있었습니다. 속편 출판의 요구에 응답하기 위해 이번에 "기초치의학과 임상의 만남 — 임상적 의문에 대한 기초치의학의 대답 — 2. 근관치료학의 의문에 대한 대답과 지침을 알 수 있다"를 출판하게 되었습니다.

제1권의 치주학·임플란트학 편과 마찬가지로 **'임상적 의문에 대한 기초치의학의 대답'**의 형식을 취하면서, **치과 임상과 관련한 기초치의학의 새로운 정보를 알기 쉽고 간결하게 전하는 것**에 주력했습니다. 특히, **치수재혈관화술(pulp revasculization, 재생 근관치료)**이나 캡사이신 수용체 등 근래 근관치료 영역에서 지식과 기술의 진보에는 눈이 휘둥그레지게 만드는 것들이 있습니다. 바야흐로 기존의 개념을 180도 바꾸는 큰 패러다임 변화가 일어나려고 합니다. 이러한 신정보와 관련한 '임상적 의문'을 골라, 그에 대한 대답을 **'알기 쉬운 그림 설명'(병리조직상이나 모식도)**과 **'근거 문헌(evidence)'**을 많이 이용하면서 설명했습니다.

이 책이 치과의사의 일상 임상에서 진단·치료·예방의 생물학적 및 병리학적 이해에 도움이 된다면 다행이라고 생각합니다.

마지막으로, 이 책의 출판에 있어서 사진의 사용을 흔쾌히 허락해 주신 선생님들에게 진심으로 감사드립니다. 그리고 임상적 의문 외에도 귀중한 제안을 주셨던 선생님들 및 스터디 그룹 여러분께 깊이 감사드립니다. 이 책의 출판과 기획에 이해와 협력을 아끼지 않은 퀸테센스출판주식회사의 관계자 여러분, 특히 기획·편집에 막대한 지원과 온 힘을 다해 주신 Itai Masanobu(板井誠信) 씨에게 진심으로 감사드립니다.

2018년 12월

Shimono Masaki (下野正基)

역자 약력

한 금 동

전남대학교 치과대학 졸업
(현) 일곡열린치과의원 원장

최 진

전남대학교 치과대학 졸업
일본 심미치과협회 회원
Basic Dental Practice Group(BDPG) 정회원
(현) 서울미르치과의원 원장

역자 서문

관찰과 경험을 통해 자료를 수집하고 정리하여 일정한 결론을 끌어내는 '귀납적 추론'과 어떤 가설을 설정하고 그것을 검증하여 답을 찾아가는 '연역적 추론'은 치과의료에서도 기본이 되는 접근 방법이라 할 수 있다. 치과의료의 발전도 다양한 임상경험과 그것에 관한 과학적 탐구가 조화를 이루며 진행되어 왔고, 앞으로도 그럴 것이다. 근거 중심의 의학(evidence-based medicine)의 관점에서 술식에 대한 객관적인 검증은 매우 중요한 과정이라 생각하는데, 이때 필요한 것이 기초학에 대한 배경지식이다. 그러나 임상 현장에서 조직학이나 병리학 같은 기초치의학을 생각하기란 좀처럼 쉬운 일이 아니다. 그 연관성을 이해하기도 어려울뿐더러 그 방법을 찾기도 힘들기 때문이다.

이 책에는 임상 현장에서 품게 되는 여러 의문을 이해하기 쉽도록 기초치의학(생물학, 병리학 등)의 관점에서 설명하는 형식으로 구성되었는데, 매우 흥미로운 주제들이 담겨 있다. 자칫 딱딱하게 느껴질 수 있는 주제들을 이해하기 쉬운 도해와 사진을 통해 쉽게 해설하고, 나아가 더 깊이 있는 탐구를 위한 근거 문헌들도 제시하여 저자의 말처럼 '간결하고도 자세한 이해'를 가능하게 한다. 주제 역시 스터디 그룹들과 여러 치과 임상가들에게 구체적인 질문을 받아 선정하고, 거기에 대한 답변을 증례와 함께 제시함으로써 생생한 현장의 분위기도 느낄 수 있다.

치근활택술에서 치주재생요법 같은 치주학 분야에서부터 임플란트, 골재생에 대한 주제들을 1권에서 다루고 근관치료학, 힘·치아이동, 구강외과학, 이식·재식학, 통증(지각과민)과 같은 주제들을 2권에서 정리하고 있는데, 오래전에 제시된 해석과 최근에 새롭게 밝혀진 근거들이 잘 설명되어 있다. 최근 제시되고 있는 재생 근관치료(치수재혈관화술)에 대한 설명은 아주 자세하고, 브리지와 임플란트 치료 후 치조골의 성장에 대한 제안은 매우 흥미로운 부분이다.

환자를 치료하면서 어려운 증례를 해결하고 멋진 치료결과를 얻는 것은 임상가에게 분명 매우 보람이 있는 일이다. 그러나 어떤 면에서는 화려한 술식보다 크게 실패하지 않는 것이 더 중요한 일일 수 있다. 안정적인 치료를 하는 것이 환자나 술자 모두에게 기본이 되기 때문이다. 이를 위해서는 최신 술식과 정보에 관심을 기울이며 다양한 임상 경험을 축적해 가는 것이 필요한데, 치과의사 대부분이 매일 힘쓰고 있는 일이기도 하다. 경험의 축적은 반드시 객관적 검증을 통해 재평가되어야 안정적이고 재현 가능한 임상이 될 것이다.

기초와 임상이 밀접하게 소통하면서 치과 임상이 발전하는 데 이 번역서가 작은 보탬이 되기를 기대하며, 일상으로 행하고 있지만 생물학적인 원리와 치유-재생에 대한 이해가 어려워 의문을 품은 적이 있다면, 이 책을 통해 많은 실마리를 찾을 수 있으리라 생각한다.

마지막으로 대한나래출판사의 최용원 사장님을 비롯해 편집에 애써 주신 모든 분께 감사를 드린다.

2021년 봄

역자 일동

이 책에 임상의 의문을 제공해 주신 선생님과 스터디 그룹 목록

Mikami Itaru(三上 格) 선생님(홋카이도형성치과연구회, 회장 Mikami Itaru 선생님)
Matsuzaki Hirokazu(松崎紘一) 선생님(도카치임플란트연구회, 대표 Matsuzaki Hirokazu 선생님)
Kanzawa Humikatsu(蒲沢文克) 선생님, Abe Itaru(阿部 格) 선생님, Takahashi Tetsuji(高橋徹次) 선생님, Moriya Satishi(森谷聡) 선생님[구시로치과의사회, 학술 담당 Shikano Yoichi(鹿野洋一) 선생님]
Omura Shuichi(大村修一) 선생님, Hamamoto Junji(浜本淳司) 선생님, Mikami Itaru(三上 格) 선생님, Sato Yoshihiro(佐藤義廣) 선생님[삿포로임상치과연구회, 대표 Takamura Yoshiaki(高村佳明) 선생님]
Hikiba Hirohito(引場博仁) 선생님, Koike Katsuhiro(小池克博) 선생님, Kono Makoto(高野 真) 선생님, Nakamura Takanori(中村貴則) 선생님, Ishiwata Mitsuru(石渡 充) 선생님, Miyamura Juichi(宮村壽一) 선생님[2014 제21회 요쿠나루 미팅 in 후라노, 대표 Ikeda Masahiko(池田雅彦) 선생님]
Taniguchi Takao(谷口威夫) 선생님, Kanzawa Humikatsu(蒲沢文克) 선생님, Kondo Hisaya(近藤寿哉各) 선생님, Hattori Eri(服部絵里) 치과위생사, Takeuchi Mana(竹内真奈) 치과위생사[2015 제22회 요쿠나루 미팅 in 후라노, 대표 Ikeda Masahiko(池田雅彦) 선생님]
Iwaya Shinichi(岩谷眞一) 선생님, Takamisawa Tetsuya(高見澤哲矢) 선생님(센다이시 개업)
Shimoji Isao(下地 勲) 선생님, Matsui Hiroei(松井宏榮) 선생님[화요회, 대표 Kaneko Kazuyoshi(金子一芳) 선생님]
Kato Eiji(加藤英治) 선생님(ITDN-Tokyo, 대표 Kato Eiji 선생님)
Kagami Noriaki(鏡 宣昭) 선생님(도쿄임상소아치과연구회, 대표 Kagami Noriaki 선생님)
Shioura Yuki(塩浦有紀) 치과위생사, Kumagai Yasushi(熊谷靖司) 선생님[일본임상치주병학회 간토 지부, 지부장 Iino Fumihiko(飯野文彦) 선생님]
Igasashi Masaru(五十嵐勝) 선생님(일본치과대학 생명치학부·치과보존학강좌)
Okiji Takashi(興地隆史) 선생님(도쿄의과치과대학 대학원 의치학종합연구과·치수생물학 분야)
Yoshioka Takatomo(吉岡隆知) 선생님, Izawa Tsuneyasu(井澤常泰) 선생님, Sudo Susumu(須藤 享) 선생님, Yoshioka Toshihiko(吉岡俊彦) 선생님, Iwaya Shinichi(岩谷眞一) 선생님(근관치료증례검토회, 대표 Yoshioka Takatomo 선생님)
Muramatsu Takashi(村松 敬) 선생님, Furuzawa Masahiro(古澤成博) 선생님, Suehara Masataka(末原正崇) 선생님(도쿄치과대학 보존수복학강좌, 근관치료학 강좌)
Hashimoto Sadamitsu(橋本貞充) 선생님(도쿄치과대학 생물학 연구실)
Yoshino Akira(吉野 晃) 선생님, Yoshida Noriaki(吉田憲明) 선생님(도쿄덴탈스터디클럽, 대표 Yoshino Akira 선생님)
Kitagawara Takeshi(北川原 健) 선생님(나가노시 개업)
Kaneko Shizuja(金子 至) 선생님(아야노카이, 대표 Kaneko Shizuja 선생님)
Taniguchi Takao(谷口威夫) 선생님(나가노시 개업)
Makino Akira(牧野 明) 선생님, Kawakami Kiyoshi(川上清志) 선생님, Yamazaki Fumiaki(山崎史晃) 선생님(도야마검의 모임, 대표 Makino Akira 선생님)
Sakioka Michimasa(崎岡道正) 선생님[시코쿠SJCD, 대표 Kishimoto Shizo(岸本省三) 선생님]
Yamamoto Tetsuya(山本哲也) 선생님(고치대학 의학부 치과구강외과학 강좌)
Kusukawa Jingo(楠川仁悟) 선생님, Toyoshima Takeshi(豊嶋健史) 선생님, Hirai Tomonari(平井友成) 선생님[규슈임상재생치과연구회, 대표 Jimi Eijiro(自見英治郎) 선생님]
Nagata Syozo(永田省藏) 선생님[KDM, 대표 Tochihara Hideki(栃原秀紀) 선생님]

사진을 제공해 주신 선생님

Hashimoto Sadamitsu(橋本貞充) 선생님(도쿄치과대학), Iwaya Shinichi(岩谷眞一) 선생님(센다이시 개업), Kitagawara Takeshi(北川原 健) 선생님(나가노시 개업), Makino Akira(牧野 明) 선생님(다카오카시 개업), Matsui Hiroei(松井宏榮) 선생님(히라쓰카시 개업), Sudo Susumu(須藤 享) 선생님(센다이시 개업), Suehara Masataka(末原正崇) 선생님(도쿄치과대학), Yoshioka Takatomo(吉岡隆知) 선생님(도쿄도 개업) (알파벳순)

목차

PART 2 힘 · 치아이동에 관한 의문

PART 3 구강외과학에 관한 의문

PART 4 이식 · 재식학에 관한 의문

PART 5 통증에 관한 의문

PART 1

근관치료학에 관한 의문

근관치료학 01

과잉근관충전과 부족근관충전

질문

근관형성과 근관충전이 과잉이거나 부족할 때 그 후의 치유는 어떻게 됩니까?

대답

생활치수가 남아 있는 경우의 부족근관충전(under canal filling)에서는 상아질다리(dentin bridge)가 형성됩니다. 한편 치수가 실활한 경우의 부족근관충전에서는 틈새가 형성되어 재오염이나 감염이 발생하거나 섬유화에 의한 근첨 반흔이 형성됩니다. 또한 과잉근관충전(over canal filling)에서 근첨공을 넘어간 충전재는 육아조직의 섬유화에 의해 피포화(encapsulation)됩니다.

【자세한 설명과 근거(evidence)】

작업길이 결정과 전기적 근관길이측정기

근관형성에서는 작업길이(working length)를 결정할 필요가 있다. 작업길이란 근관치료에서 기구 조작을 하는 근관의 길이이다. 근관치료에서 근관의 기구 조작은 근관을 확실하게 충전하기 위해서 필요하다. 또한 근첨 치주조직의 손상을 피하고 근관 협착부(생리적 근첨공, apical seat)를 파괴하지 않도록 하기 위해서도 작업길이를 결정한다[1].

근래에는 전기적 근관길이측정기를 사용하는 방법이 일반적이지만 방사선을 사용한 작업길이 결정법도 유용하다고 알려져 있다[2]. 전기적 근관길이측정기는 파일이 근첨부에 형성된 육아조직과 접촉하면 반응해서 작업길이가 부족(under)하다고 표시하는 일이 자주 있다. 한편 방사선을 사용한 작업길이 결정법의 경우 체어사이드에서 방사선 촬영을 할 수 없으면 일상적인 사용이 어려워진다고 한다. 각각 일장일단이 있으므로 종합적으로 판단해 근관 길이를 결정할 필요가 있다[2]. 전기적 근관길이측정기는 '근관길이 측정기' 또는 'root canal meter'라고 불리며, 점막에 넣은 상대 전극과 근관에 넣은 파일 끝의 임피던스(impedance: 교류 회로에서 저항의 역할을 함) 수치를 측정해 근관의 길이를 파악하는 기기이다[3].

근관형성과 근관충전

각각의 증례를 상세하게 살펴보면, (1) 근관형성과 근관충전이 apical seat에 일치한 경우, (2) 근관형성과 근관충전이 부족(충전재 부족 포함)한 경우, (3) 근관형성과 근관충전이 과잉(충전재의 근첨공 밖으로의 유출)인 경우, (4) 근관형성이 과잉이고 근관충전이 apical seat에 일치하든지 부족한 경우 등을 상정할 수 있다. 그러나 근관형성과 근관충전이 일치하지 않아도 **근관형성의 범위를 넘어 근관충전이 되는 일은 있을 수 없으므로 근관충전이 부족한 경우만 문제**가 된다.

간단하게 생각하면 근관충전 후의 치유에 영향을 주는 인자로서 고려해야 할 것은 **(1) 근관의 오염물질·괴사조직이 제거되어 있을 것, (2) 충전재[거타퍼차(gutta percha), 실러(sealer)]가 근관벽 사이에 틈새를 만드는 일 없이 긴밀히 충전되어 있고 유출이 일어나지 않을 것**의 두 가지이다.

부족근관충전(충전재의 부족)

부족근관충전은 (1) 생활치수가 남아 있는 경우와 (2) 치수가 실활한 경우에서 치유 형태가 다르다.

① 생활치수가 남아 있는 경우

마취 발수를 한 후에 근첨부에 생활치수가 남아 있으면

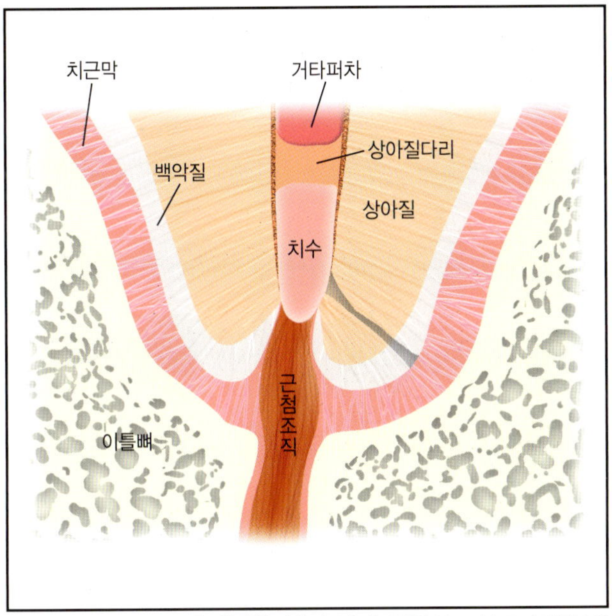

그림 1-1a. 부족근관충전(생활치수가 남아 있음)의 모식도. 근첨부에 생활치수가 남아 있으면 상아질다리가 형성된다.

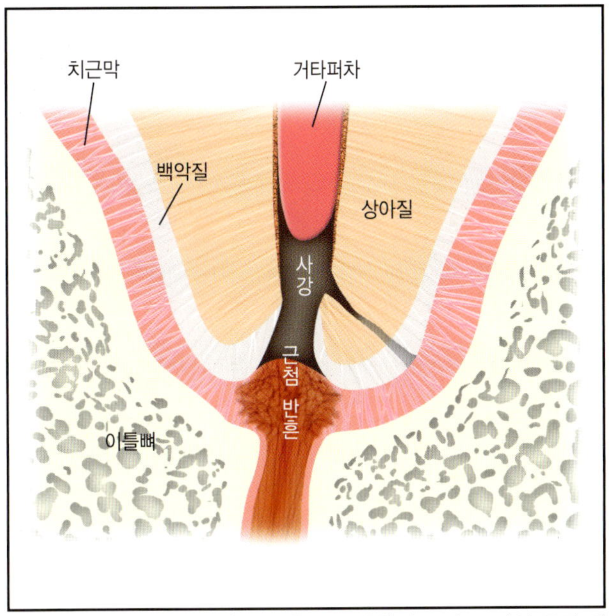

그림 1-1b. 부족근관충전(치수생활력이 없음)의 모식도. 감염 근관 치료 후에 부족근관충전을 하면 근첨측 근관 안에 사강이 형성된다. 재오염 또는 감염이 일어나거나 섬유화해 근첨 반흔을 형성한다.

상아질다리가 형성된다. 근첨부에 생활치수가 남아 있으면 근관충전재로서 거타퍼차를 이용해도 수산화칼슘 또는 MTA를 사용한 생활치수절단법에서 일어나는 치유와 같다[4,5](**그림 1-1a**).

② 치수가 실활한 경우

감염 근관 치료 후에 부족근관충전을 하면 근첨측 근관 안에 사강(dead space)이 형성되어 재오염이나 감염의 기회가 늘어난다고 생각된다[4]. 이 **틈새에 세균이 남아 있고 괴사 치수조직이나 염증성 삼출액을 영양분 삼아 증식하면 근첨성 치주염(근첨병변)의 재발을 일으킨다.**

염증을 유발하는 인자가 없으면 사강은 근첨측에서 증식한 육아조직에 의해 보충되어 이윽고 섬유화하므로 '근첨 반흔'(apical scar)**을 형성**한다(**그림 1-1b**)[4,5].

과잉근관충전(충전재의 근첨공 밖으로의 유출)

거타퍼차 등 비흡수성 충전재가 근첨공 밖으로 유출한 경우는 **육아조직이 둘러싸 섬유화하고 피포화**한다[4,5](**그림 1-2a, 1-2b**). 호제(paste) 근관충전재(실러 등)와 같은 흡수성 충전재의 경우에는 탐식·흡수된다.

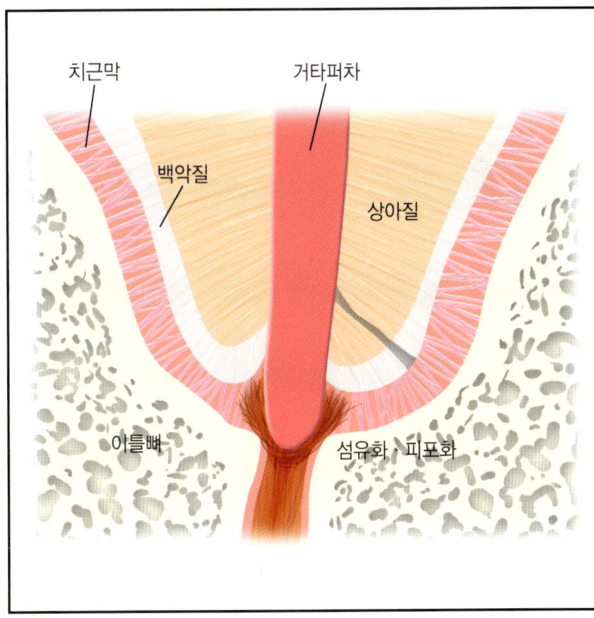

그림 1-2a. 과잉근관충전의 모식도. 근첨공 밖으로 유출한 비흡수성 충전재는 육아조직에 둘러싸여 섬유화한다.

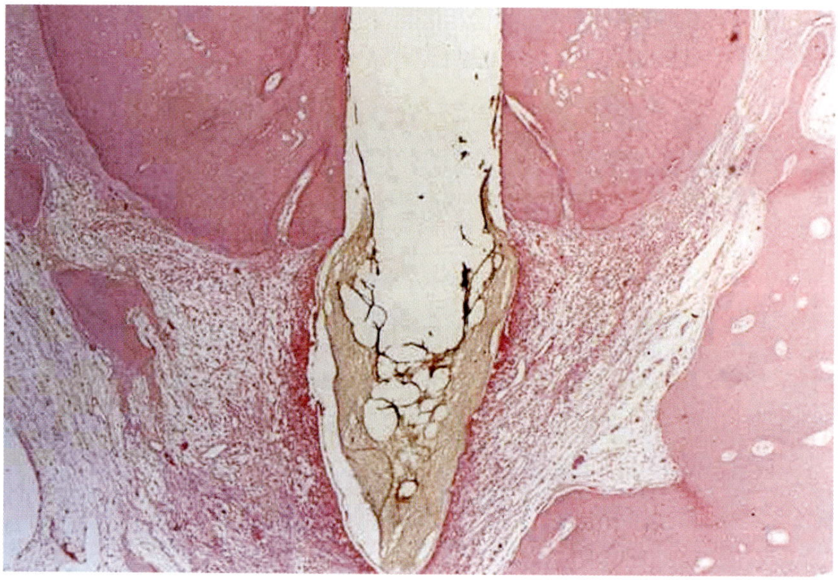

그림 1-2b. 과잉근관충전의 조직상(개 실험, HE 염색).

부족근관충전 vs 과잉근관충전

실활치인 경우에 부족근관충전과 과잉근관충전을 비교하고 "어느 쪽이 좋은가?"라고 논의하는 일이 있는데 **어느 한쪽을 추천할 수는 없다**. 왜냐하면 부족근관충전은 사강 형성으로 재감염을 일으킬 위험이 있고, 과잉근관충전은 통증이 생길 가능성을 생각할 수 있기 때문이다. 모두 재치료가 바람직하지만 굳이 이야기하면 **부족근관충전 때문에 야기된(사강 형성) 재감염의 위험은 절대 피해야 한다**고 생각한다.

참고문헌

1. 歯科医学大辞典. 東京：医歯薬出版, 1989.
2. 吉岡隆知. 臨床で困らない歯内療法の基礎. 東京：クインテッセンス出版, 2017.
3. 根管長測定器 ウィキペディア, https://ja.wikipedia.org/wiki/根管長測定器
4. 田中陽一. 歯内療法後の病理. In：下野正基, 飯島国好・編. 治癒の病理：ペリオ・エンドの臨床のために. 東京：医歯薬出版, 1988：177 - 193.
5. 下野正基. 新編治癒の病理. 東京：医歯薬出版, 2011：254 - 277.

근관치료학 02

남아 있는 세균

질문 감염 근관 안에 남아 있는 세균은 면역기능에 의해 제거됩니까?

대답 감염 근관 안에 남아 있는 세균은 숙주의 면역기능을 피할 수 있으므로 근관 안의 세균은 간단하게 제거되지 않습니다.

【자세한 설명과 근거(evidence)】

Kakehashi 등의 연구[1]로 증명된 것처럼 근첨병변의 원인은 세균이다. 근첨병변은 구강내 상주 세균의 기회감염에 의해 발생한다. 상주 세균이 괴사 치수, 근관벽, 상아질 혹은 백악질에 정착하면 이러한 부위에서는 숙주의 방어 기구가 작용하지 않으므로 상주 세균이 배출되지 않는다. 이 때문에 상주 세균은 그 병원성을 발휘할 수 있다.

괴사 치수에는 혈관이 없으므로 염증반응이 일어나지 않는다(왜냐하면 염증은 혈관결합조직에서 일어나는 생체 방어반응이기 때문임). **숙주의 방어 반응은 혈관이 있는 근첨조직에서 일어난다.**

"치수가 구강세균에 감염되면 근첨병변(근첨성 치주염)이 야기된다."라는 것은 오늘날 근관치료학의 상식이다. 이 때문에 근관을 치료할 때는 반드시 러버댐을 장착하는 것이 의무이다.

일반적으로 세균은 생체에 '비자기(nonself)'이기 때문에 세균이 체내에 침입해 오면 이것을 배제하는 기전이 작용한다. 이것이 면역(획득면역)이며 염증(자연면역)이다.

그런데 근첨병변에 관련한 세균은 (1) 근관 안에 정착할 수 있고, (2) 숙주의 방어 반응(면역·염증)을 회피할 수 있으며(면역기능이 작용하기 어려움), (3) 조직에 직접·간접적인 상해를 줄 수 있다는 특징이 있다.

이 때문에 "감염 근관 안에 남아 있는 세균을 제거하는 것은 어렵다."라고 결론지을 수 있다(**그림 2-1**). 근관 안의 세균을 완전히 제거하는 것이 어려우면 근관 안의 세균을 최소화하거나 **감염 근관 안의 세균·괴사조직 등이 근첨조직으로 유출되지 않는 근관충전**을 해야만 한다[2].

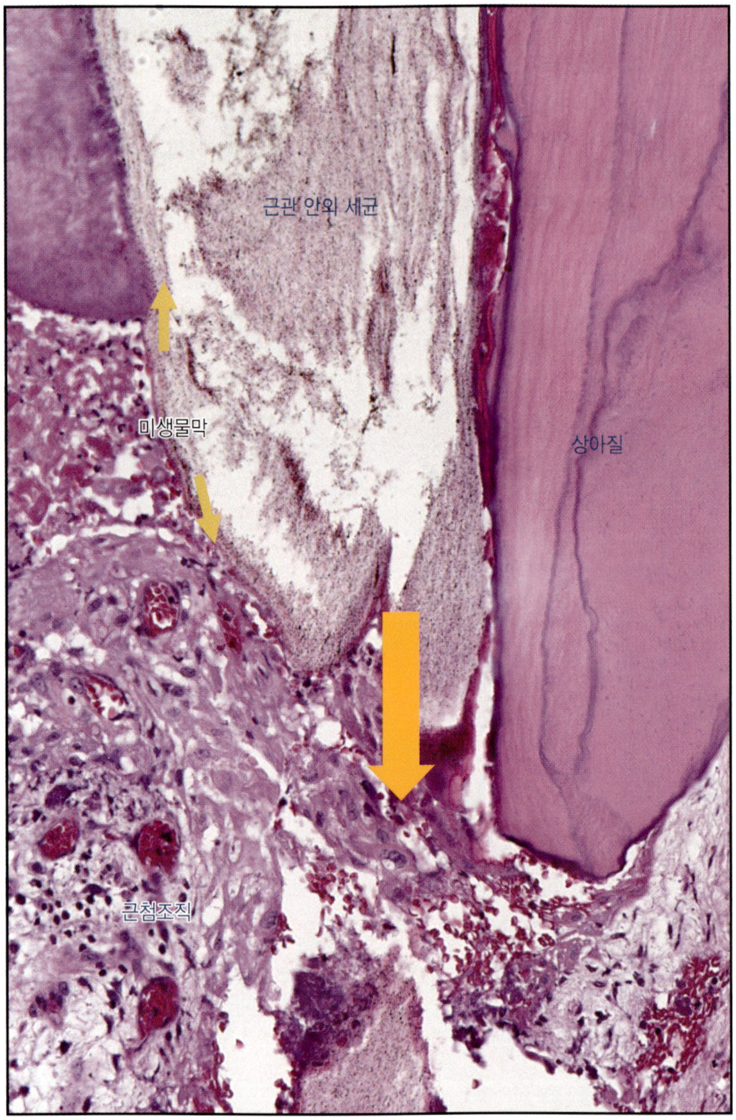

그림 2-1. 근첨병변의 세균증식. 근관 안은 증식한 세균이 차지하고 있다. 세균은 근첨조직 안으로도 침입하려고 한다(오렌지색의 굵은 화살표). 세균 덩어리는 그 표면에 형성된 미생물막으로 보호되고 있다(노란색 작은 화살표). 그러므로 세균을 배제하기 어렵다. 면역세포는 근첨조직 안에 산재해 있다. *사진 제공: Hashimoto Sadamitsu (橋本貞充) 선생님(도쿄치과대학).

참고문헌

1. Kakehashi S, Stanley HR, Fitzgerald RJ. The effecrs of surgical exposure of dental pulps in germ-free and conventional laboratory rats. Oral Surg Oral Med Oral Pathol 1965 ; 20 : 340 - 349.
2. 下野正基. 病理からみた根尖病変. In：木ノ本喜史・編著. 根尖病変：治癒へ向けた戦略を究める. 東京：ヒョーロンパブリッシャーズ, 2013 : 9 - 22.

근관치료학 **03** 레진의 치수 보호

질문 책에는 접착성 레진에 의한 혼성층만이 치수를 보호할 수 있다고 쓰여 있습니다. 이것은 간접복수를 가리킵니까?

대답 **간접복수는 물론 직접복수에서도 접착성 레진(4-META 레진 'Super-Bond®')에 의한 혼성층이 치수를 보호합니다.**

【자세한 설명과 근거(evidence)】

접착성 레진에 의한 직접복수

간접복수(indirect pulp capping)와 직접복수(direct pulp capping) 모두 접착성 레진에 의한 혼성층(hybrid layer)이 형성된다[1-3]. 특히 직접복수의 경우는 생활력이 있는 치수조직 안으로 레진이 침투해 수지함침층(혼성층)을 형성하므로 미세누출(microleakage)을 저지한다. 그 결과 혼성층이 치수를 보호한다고 알려져 있다. 접착성 레진이기 때문에 봉쇄성에 뛰어나고 생체친화성도 좋다고 평가되고 있다[4].

접착성 레진을 치수노출면에 직접 적용하면 약 50%의 증례에서 상아질다리가 형성되지만 약 절반에서는 형성되지 않는 증례도 보인다(**그림 3-1, 3-2**).

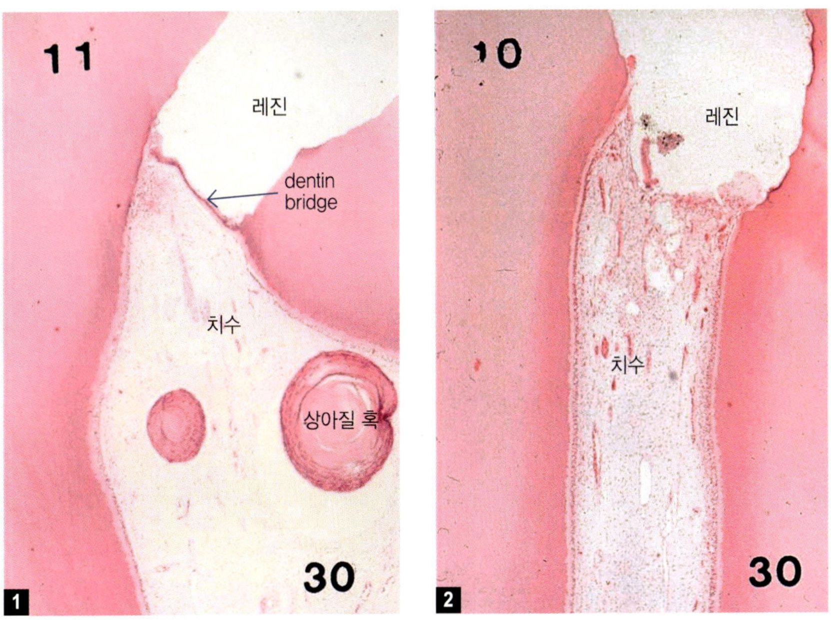

그림 3-1. 접착성 레진(4-META 레진 'Super-Bond®')에 의한 직접복수(상아질다리가 형성된 예). 교정치료 때문에 편의 발치 예정인 치아에 접착성 레진을 직접복수했다. 치수노출면의 거의 전체에 이르는 부분에 상아질다리가 형성되었다. 상아질다리 형성은 약 50%에서 보였다.

그림 3-2. 접착성 레진에 의한 직접복수(상아질다리가 형성되지 않은 예). 치수노출면에 상아질다리는 보이지 않고 레진과 건강한 치수가 접촉하고 있었다. 염증성 변화는 보이지 않는다. *참고문헌 4에서 인용.

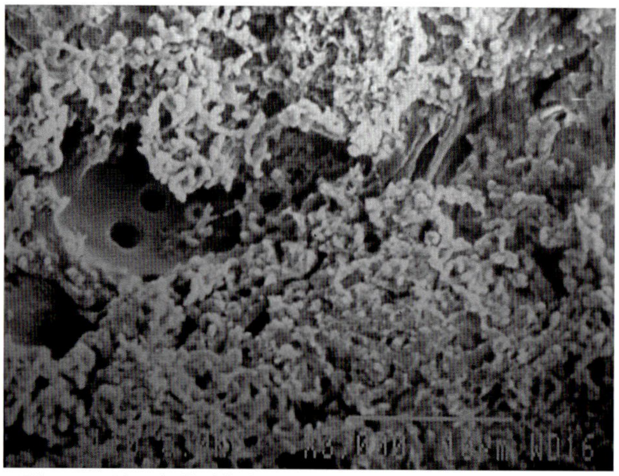

그림 3-3. 연조직 혼성층의 주사형전자현미경상. 주사형전자현미경으로 관찰하면 연조직 혼성층의 표층에 혈관·세포·콜라겐섬유가 있고, 표면은 전체적으로 심하게 거친 상으로 보였다. *참고문헌 4에서 옮겨 실음.

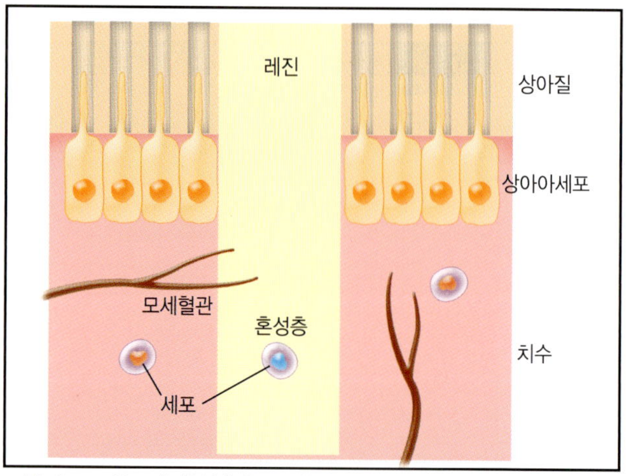

그림 3-4. 연조직 혼성층을 보이는 모식도. 레진수지가 치수조직에 침투해 형성된 것이 연조직 혼성층(수지함침층)이다. *참고문헌 5에서 인용.

연조직 혼성층

① 상아질다리가 형성되지 않은 증례

상아질다리가 형성되지 않은 증례에서는 레진과 건강한 치수조직이 서로 이웃해 보인다. 이것은 건강한 치수조직 안에 레진수지가 침투해 있는 수지함침층(연조직 혼성층)으로 생각된다.

그 근거로서 레진에는 없는 성분(탄소나 유황)이 방사선 형광 스펙트럼으로 검출되었다. 가스 크로마토그래피에서는 레진 성분(4-MET)도 검출되었다. 또한 주사형전자현미경 관찰에서 연조직 혼성층의 계면은 거친 구조를 나타내고 있었다[1,2,4](**그림 3-3**).

연조직 혼성층은 4-META 레진과 건강한 치수 사이에 형성된다. 전자현미경을 이용한 관찰에서는 세포의 윤곽을 볼 수 있다.

4-META 레진이 생활력이 있는 치수에 깊이 스며들어 있는 층을 연조직수지함침층 또는 연조직 혼성층이라고 한다[4](**그림 3-4**).

② 상아질다리가 형성된 증례

상아질다리가 형성된 증례에서는 4-META 레진과 치수 사이에 상아질다리가 형성되고 그 아래에 다수의 대식세포가 출현하고 있었다(**그림 3-5**).

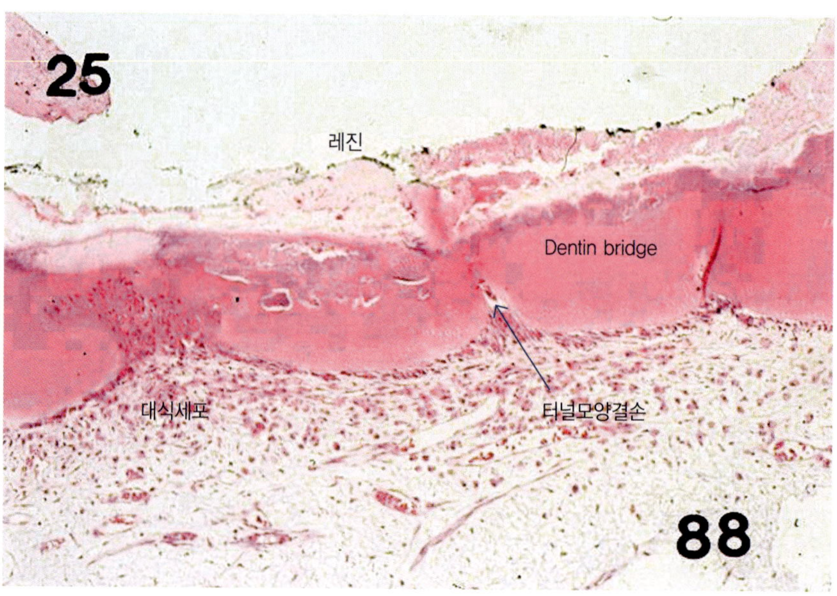

그림 3-5. 접착성 레진의 직접복수에서 보이는 상아질다리와 대식세포(HE 염색). 상아질다리는 세관상아질로 이루어져 있고 터널모양 결손도 보인다. 상아질다리 바로 아래의 치수에는 다수의 대식세포가 출현하고 있다. *참고문헌 4에서 옮겨 실음.

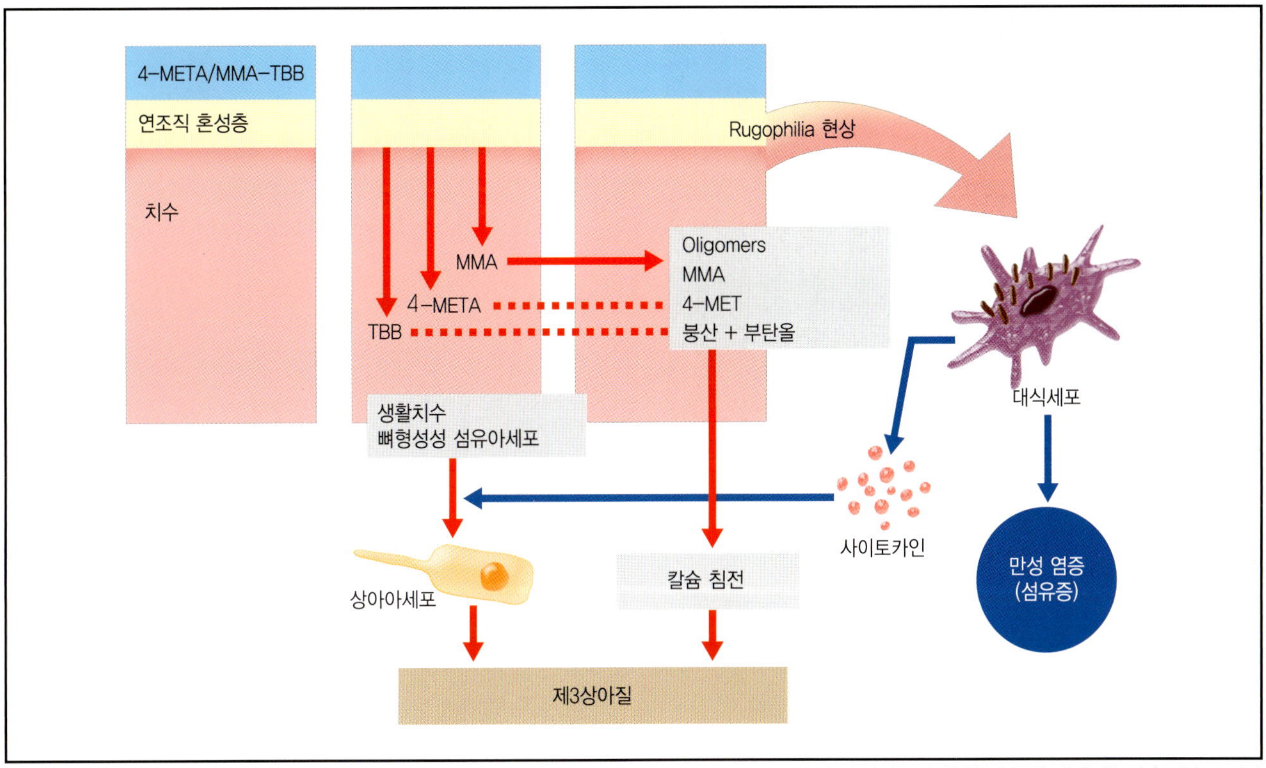

그림 3-6. 연조직 혼성층과 대식세포의 관련을 보이는 모식도. 접착성 레진의 직접복수에 의한 대식세포의 출현 이유에 대해서는 (1) 치수조직과 접착성 레진과의 계면이 거칠어서 대식세포가 집적하는 현상(rugophilia) 때문에, (2) 접착성 레진에 포함된 TBB 촉매의 최종 산물인 붕산과 부탄올(butanol)의 탐식·배제를 위해서 등을 생각할 수 있다.

대식세포의 출현은 (1) 4-META 레진의 분해산물을 흡수하기 위해, (2) 거친 면에 집적하는 대식세포의 성질(rugophilia) 때문에, (3) 만성 염증과 관련해 사이토카인을 생산하기 위해서라고 고찰된다[2,4](**그림 3-6**).

참고문헌

1. 下野正基, 井上孝. 接着性レジンに対する歯髄の反応. In：下野正基, 飯島国好・編. 治癒の病理　臨床編 第1巻歯内療法. 東京：医歯薬出版, 1993：195 - 212.
2. Inoue T, Miyakoshi S, Shimono M. Dentin pulp adhesive resin interface：Biological view from basic science to clinic. Dentin/Pulp Complex(Shimono M, Maeda T, Suda H, Takahashi K eds). Quintessence Publishing. Tokyo, 1996：217 - 220.
3. Nakabayashi N, Pashley DH. Hybridization of dental hard tissues. Tokyo：Quintessence Pubhshing, 1998.
4. 下野正基. 新編治癒の病理. 東京：医歯薬出版, 2011：226 - 227, 268 - 275.

근관치료학 04 **복수**

질문 직접복수를 성공시키기 위해 중요한 요소는 무엇입니까?

대답 중요한 요소로는 (1) 감염인자의 배제, (2) 완전한 지혈, (3) 미세누출에 대한 대응, (4) 복수재를 들 수 있습니다.

【자세한 설명과 근거(evidence)】

감염인자의 배제

감염인자가 있으면 염증반응이 일어나므로, **삼출 기전은 내압을 항진**시킨다. 압력에 대해 허용이 없는(low compliance인) 치수조직(**그림 4-1**)에서 내압이 항진하면, **'도미노이론'**의 기전 때문에 전체 치수괴사를 일으킨다[1-3](15쪽 근관치료학 07 **그림 7-1** 참조).

완전한 지혈

출혈이 있으면 내압을 항진시킨다. 내압 항진은 전체 치수괴사를 일으킨다.

미세누출에 대한 대응

가봉은 접착성 시멘트로 완전히 봉쇄해야만 한다.

복수재

복수재는 **MTA가 추천**되고 있다. 직접복수에 관한 메타해석(체계적인 검토)에서는 MTA가 수산화칼슘계 복수재보다 좋다는 보고가 있다[4](근관치료학 29 참조).

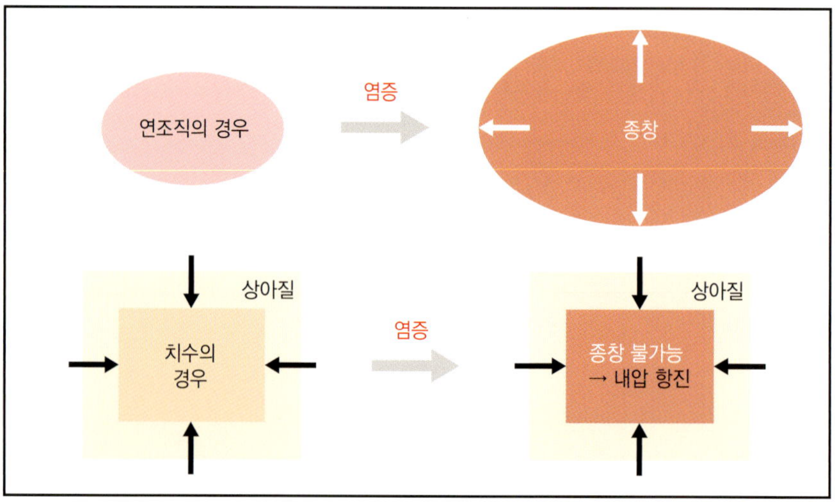

그림 4-1. 압력에 대한 허용이 없는(low compliance인) 조직. 피부 등의 연조직은 염증이 생겨 삼출에 의해 다양한 성분이 혈관 밖에 나와도 조직이 종창할 수 있어서 조직압이 큰 문제가 되지는 않는다. 그러나 치수는 상아질이라는 경조직이 주위를 둘러싸고 있어 종창할 수 없으므로 압력에 대한 허용이 없는 조직이라고 한다.

참고문헌

1. Kim S, Fan F, Chen RY, Simchon S, Schuessler GB, Chien S. Effects of changes in systemic hemodynamic parameters on pulpal hemodynamics. J Endod 1980 ; 6 : 394 - 397.
2. 高橋和人. 窩洞・歯冠形成と歯髄の血流動態. In : 下野正基, 飯島国好・編. 治癒の病理 臨床編 第1巻 歯内療法. 東京 : 医歯薬出版, 1993 : 224 - 253.
3. 下野正基. 新編治癒の病理. 東京 : 医歯薬出版, 2011 : 167, 237 - 238.
4. Li Z, Cao L, Fan M, Xu Q. Direct pulp capping with calcium hydroxide or mineral trioxide aggregate : A meta-analysis. J Endod 2015 ; 41(9) : 1412 - 1417.

근관치료학 05

상아질다리

질문 상아질다리가 치수를 보호할 수 없다고 쓰인 책도 있는데, 가능하다면 상아질다리가 없는 것이 좋습니까?

대답 **상아질다리에는 터널모양결손이 있으므로, 부정하는 것이 아니라 터널모양결손이라는 부정적인 부분을 보충하는 치료가 필요하다고 생각합니다.**
보충하는 치료란 미세누출에 대응하는 치관측 봉쇄(coronal sealing)입니다. 현재는 접착성 레진 등 뛰어난 재료가 있으므로 치관측 봉쇄가 어려운 치료라고 할 수는 없을 것입니다.

【자세한 설명과 근거(evidence)】

상아질다리의 터널모양결손과 미세누출

수복물을 장착한 후 타액이나 세균이 충전 재료와 와동 사이에 침투하는 현상을 **미세누출**(microleakage)이라고 한다.

Goldberg 등은 상아질다리를 주사형전자현미경으로 입체적으로 관찰해, '연뿌리'처럼 다수의 구멍(지름 20~250 ㎛)이 뚫려 있다고 보고했다[1](**그림 5-1**). 과거에는 "상아질다리는 치수를 보호한다."라고 믿었기 때문에 "상아질다리에는 터널모양결손이 있다."라는 연구를 알았을 때는 모두가 매우 놀랐다.

그 결과 터널모양결손이나 충전물의 빈틈에서 세균이나 타액이 치수 안으로 침입(미세누출)하므로 상아질다리는 치수 보호의 역할을 완수할 수 없다고 생각하게 되었다.

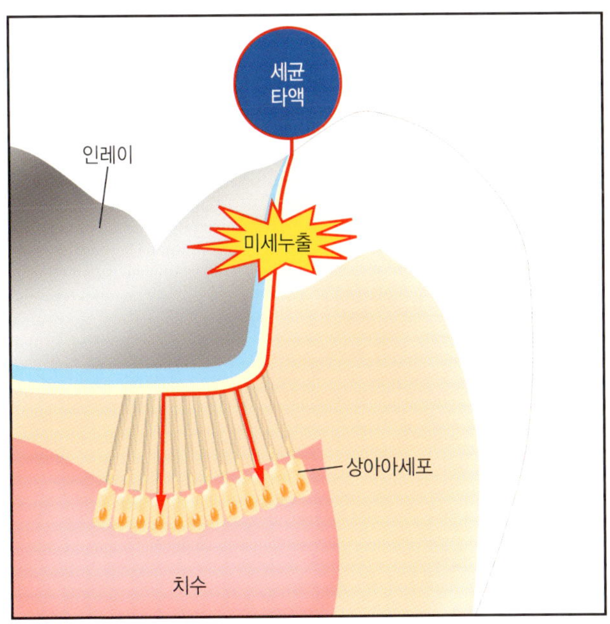

그림 5-1. 미세누출을 보이는 모식도. 상아질다리에는 터널모양결손이 있으므로 수복물을 장착한 뒤에도 타액이나 세균이 충전 재료와 와동 사이에 침투(미세누출)할 가능성이 있다. 미세누출에 따라 항상 세균의 발육이 보이는 것도 밝혀졌다.

상아질다리에 터널모양결손이 생기는 이유는 무엇인가?

생활치수절단법 후의 병리조직 절편을 관찰하면 상처면을 중개하듯이 상아질다리가 깔끔하게 형성되어 있다[2] **(그림 5-2)**.

치수의 절단면에는 치수세포, 세포간기질, 혈관, 신경이 있고, 생활치수절단법에서는 그 표층에 수산화칼슘제제를 얹는다. 오늘날에는 MTA나 접착성 레진 등의 복수재가 있지만 과거에는 수산화칼슘제제가 유일한 재료였다.

강알칼리성의 수산화칼슘제제로 인해 치수표층조직은 괴사에 빠지지만, 술후 1~2주째에는 치수 간엽계줄기세포가 증식·분화하고 상아아세포가 되어 괴사층 바로 아래에 배열된다. 이때 상아아세포는 기존의 혈관이나 신경을 피해 그 주위에 출현하거나 치수세포 혹은 기질이 있었던 부위에 출현한다. 상아아세포는 신생 상아질(상아질다리)을 형성하면서 근첨측으로 이동한다. 이동에 동반해 상아질다리는 두께를 더하는데 혈관이나 신경이 있었던 부위에는 상아질이 형성되지 않는다. 몇 개월 후에는 혈관은 물론 신경이 변성(융해)해 공허한 공간이 신생 상아질(즉 상아질다리) 안에 남겨진다. 이것이 상아질다리 안의 터널모양결손으로 생각된다.

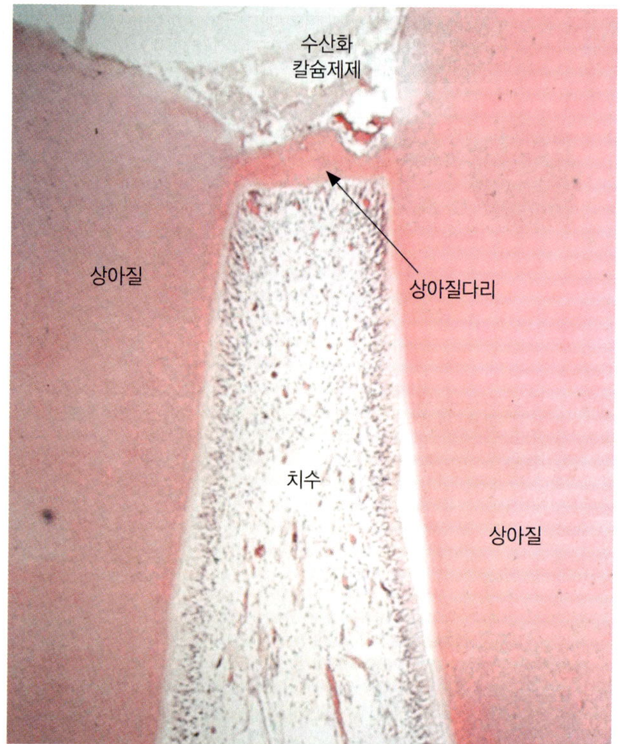

그림 5-2. 상아질다리의 조직상. 치수절단면에 수산화칼슘을 얹으면 표층에 괴사층이 형성되고 여기에 접해 뼈모양상아질(osteodentin)과 상아세관이 있는 상아질다리가 형성된다. *참고문헌 2에서 옮겨 실음.

상아질다리는 없는 것이 좋은가?

4-META 레진 'Super-Bond®'를 직접 치수에 적용하면 약 45%에 상아질다리가 형성되었지만 나머지에는 형성되지 않았다. 그곳에서는 연조직 혼성층(근관치료학 03 참조)을 통해 4-META 레진과 생활력이 있는 치수가 접촉하고 있었다. 왜 상아질다리가 형성되기도 하고 형성되지 않는지는 아직 알 수 없다.

따라서 "상아질다리는 없는 것이 좋은가?"라는 질문의 대답은 "모른다."이다. 다만 '상아질·치수 복합체'라고 이야기하듯이 생리학·발생학·병리학적으로 생각해도 상아질이 상아질다리라는 형태로 치수를 보호하는 것(실제로는 보호되어 있지 않아도)처럼 형성되는 데는 의미가 있는 것도 같다. 상아질다리에는 터널모양결손이 있으므로 부정하는 것이 아니라, **터널모양결손이라는 부정적인 부분을 보충하는 치료(치관측 봉쇄)로 대응하면 좋을 것**으로 생각한다.

참고문헌

1. Goldberg F, Massone EJ, Spielberg C. Evaluation of the dentin bridge after pulpotomy and calcium hydroxide dressing. J Endod 1984 ; 10 : 318 - 320.
2. 下野正基. 新編治癒の病理. 東京：医歯薬出版, 2011：226, 258.

근관치료학 06

제3상아질(수복 상아질)

질문 제3상아질(수복 상아질)이 생기는 데는 시간이 얼마나 걸립니까? (Re-entry의 시기는 어느 정도가 적절합니까?)

대답 **1년 동안에 0.4~0.5mm 두께의 제3상아질이 형성됩니다.**

【자세한 설명과 근거(evidence)】

제3상아질

제3상아질은 교모, 마모, 산부식, 우식, 와동 형성 등에 의해 자극을 받은 상아질의 치수면에 형성되는 것으로 수복 상아질, 보철 상아질, 병적 제2상아질이라고도 불린다(**그림 6-1**). 치수를 절단하면 상아질다리가 형성된다(**그림 6-2**)[1]. 상아질을 만들 수 있는 것은 상아아세포뿐이다.

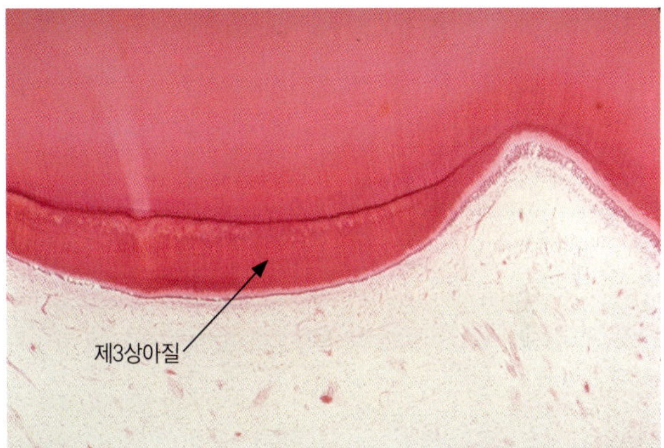

그림 6-1. 제3상아질의 병리조직상(HE 염색). 와동 형성 후에 형성된 제3상아질.

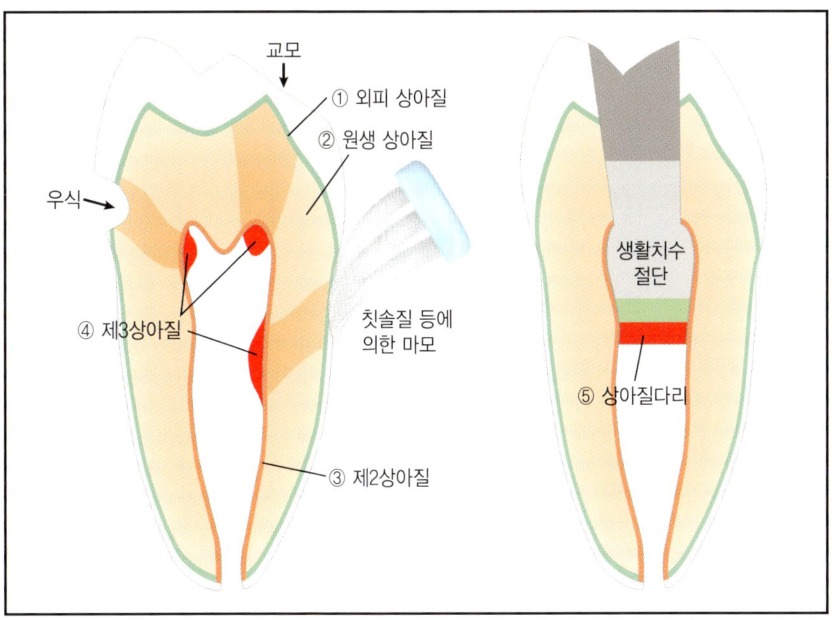

그림 6-2. 상아질 형성을 보이는 모식도. 생리적 조건에서 형성되는 상아질로는 ① 외피 상아질(mantle dentin), ② 원생 상아질(제1상아질, primary dentin), ③ 제2상아질(secondary dentin)이 있다. 병적 조건에서 형성되는 상아질로는, ④ 제3상아질(tertiary dentin)과 ⑤ 상아질다리가 있다.

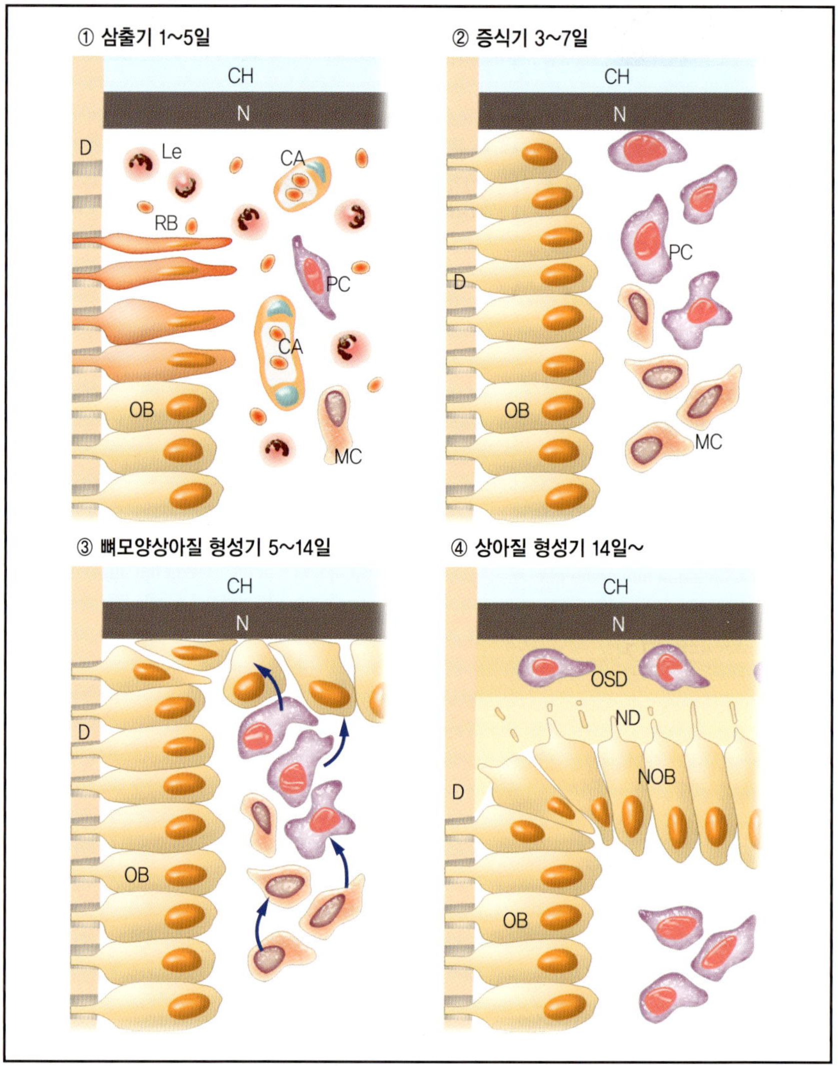

그림 6-3. 치수 치유에서 상아질 형성. 상아질 다리의 형성은 삼출기, 증식기, 뼈모양상아질 형성기, 상아질 형성기로 나누어진다.
CA: 모세혈관, CH: 수산화칼슘, D: 상아질, Le: 호중구, MC: 간엽계줄기세포, N: 괴사조직, ND: 신생 상아질, NOB: 신생 상아아세포, OB: 상아아세포, OSD: 뼈모양상아질, PC: 전구세포, RB: 적혈구.

제3상아질의 형성 속도

개를 사용한 실험에서는 술후 14일 이후에 현미경 레벨에서 제3상아질(상아질다리)이 형성된다[2](**그림 6-3**). 그 후 제3상아질은 1년에 약 0.5mm의 비율로 그 두께를 더한다.

사람의 경우는 와동 형성 후 간엽계줄기세포가 상아아세포로 분화해 상아질기질을 형성하는 데는 20일이 필요하다고 알려져 있다. 또한 하루에 제3상아질이 만들어지는 두께는 평균 약 1.5㎛라고 한다. 따라서 100일 후에는 (100−20)×1.5㎛=120㎛=0.12mm의 두께의 상아질이 형성되는 셈이다[3](1년 환산으로 0.4~0.5mm).

Re-entry의 목적과 시기는 임상적인 조건에 따라 다르다고 생각된다. 그러나 모든 경우에서 "1년 동안에 형성되는 상아질의 두께는 약 0.5mm에 불과하다."라는 점을 고려해야만 한다.

참고문헌

1. 下野正基. 新編治癒の病理. 東京：医歯薬出版, 2011：254 - 267.
2. 下野正基, 山村武夫. 歯髄修復のメカニズム. In：治癒の病理：ペリオ・エンドの臨床のために. 東京：医歯薬出版, 1988：162 - 176.
3. Stanley HR. Pulpal responses. In：Cohen S, Burns RC (eds). Pathways of pulp (3rd ed.). St Louis：Mosby, 1984：465 - 489.
4. 下野正基. 象牙質・歯髄複合体の病変. In：下野正基, 髙田隆・編. 新口腔病理学. 東京：医歯薬出版, 2008：50 - 72.

근관치료학 **07**

치수의 염증

질문 일단 '염증으로부터 괴사로의 연쇄반응'(도미노 이론)에 빠진 치수는 생활력을 상실할 수밖에 없습니까?

대답 **감염원을 제거하고 내압을 줄이면 '염증으로부터 괴사로의 연쇄반응(염증의 cascade)'은 정지합니다.**

【자세한 설명과 근거(evidence)】

도미노이론

국소치수염으로부터 치수 전체의 염증·괴사가 야기되는 것은 치수 주위를 상아질이 둘러싸고 있어서 종창할 수 없기 때문이다. 다시 말해서 압력에 대한 허용이 지극히 낮은(low compliance인) 조직인 것에 기인하고 있다. 이러한 치수조직의 특이성에 의해 치수염에서 혈류량과 조직압이 밀접하게 관련하여, 일련의 사이클을 거쳐 넘어지는 도미노와 같이 잇달아 반응이 일어나는 것(염증의 cascade)을 '도미노이론'이라고 부른다[1–3](**그림 7–1**).

참고문헌

1. Kim S, Fan F, Chen RY, Simchon S, Schuessler GB, Chien S. Effects of changes in systemic hemodynamic parameters on pulpal hemodynamics. J Endod 1980 ; 6 : 394 - 397.
2. 高橋和人. 窩洞・歯冠形成と歯髄の血流動態. In : 下野正基, 飯島国好・編. 治癒の病理 臨床編 第1巻 歯内療法. 東京 : 医歯薬出版, 1993 : 224 - 253.
3. 下野正基. 新編治癒の病理. 東京 : 医歯薬出版, 2011 : 167, 237 - 238.

치수는 '압력'에 대해서는 약하지만 '치유력'은 왕성한 조직이다. **감염원을 완전히 제거해 내압 항진의 환경을 개선하면 도미노이론(염증의 cascade) 반응을 정지**시킬 수 있다.

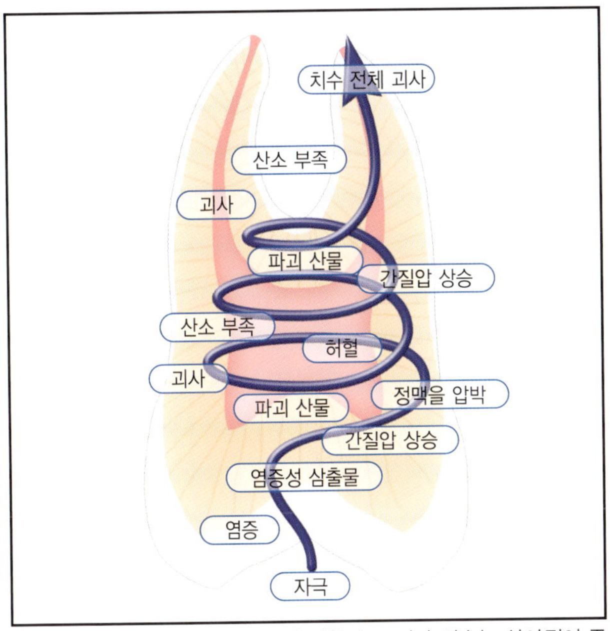

그림 7–1. 도미노이론을 보이는 모식도. 치수조직의 특이성에 의해 국소치수염이어도 혈류와 조직압이 밀접한 관련이 있어서 일련의 사이클을 지나 치수 전체의 괴사가 야기된다. 이 사이클은 넘어지는 도미노와 같이 다음에서 다음으로 반응이 일어나는 것으로부터 '도미노이론'이라고 불리고 있다. 구체적으로 도미노이론에 의한 일련의 사이클은 다음과 같이 일어난다.

① 기염성 인자에 의해 화학매개체나 신경펩타이드가 방출된다.
② 화학매개체나 신경펩타이드는 혈관을 확장시켜 혈관투과성을 항진시키므로 삼출이 일어난다.
③ 삼출에 의해 혈관 안의 다양한 물질이 혈관 밖으로 나오므로 조직 안에는 삼출물이나 노폐물이 축적한다. 그러나 치수는 상아질이 주위를 둘러싸고 있어 종창할 수 없으므로 조직압이 상승한다.
④ 조직압이 혈관 내압보다 상승하면 혈관을 압박해 혈류가 충혈되어 혈전이 형성된다. 혈전 형성으로 그 말초 영역은 괴사에 빠진다.
⑤ 괴사조직, 삼출액, 노폐물에 의해 발생한 조직압의 상승은 혈관에서 더더욱 액상 성분을 끌어내(삼출) 혈류를 충혈되게 한다.
⑥ 그 결과 '삼출 → 조직압의 상승 → 혈류 충혈 → 괴사'라는 끝없는 사이클이 만들어져 치수 전체의 괴사에 빠진다.

*참고문헌 3에서 변경 인용.

근관치료학 **08**

치유(염증) 속도

질문

근관치료를 한 뒤 치유 속도는 알려져 있습니까? 외과처치를 했을 때가 빠르다고 하는데 속도에 관여하는 인자는 무엇입니까?

대답

임상적으로 연조직의 치유에 필요한 시간은 약 2주, 뼈조직·백악질의 재생은 약 3개월이 기준이 됩니다.
외과처치를 했을 때 치유가 빠른 것은 처치할 때 감염 육아조직 등 염증의 원인을 제거하기 때문이고, 외과적 침습으로 간엽계 세포(치근막 등)의 증식 능력이 6배가 되기 때문이라고 생각합니다[1-3].

【자세한 설명과 근거(evidence)】

근관치료 후 치유 속도

개를 사용한 실험 등으로부터 유추하면 염증의 초기 반응 중 혈관투과성 항진은 이상성(diphasic)으로, 즉시성 반응은 몇 분 후에 나타나고 지연성 반응은 3~4시간 후에 나타난다[1]. 급성 염증에서 초기 반응의 속도는 몇 분에서 4시간이라고 할 수 있다.

즉시성 반응은 히스타민(비만세포·호염기구에 의해 형성됨)이 일으키고, 지연성 반응은 프로스타글란딘·류코트리엔(호중구·대식세포에 의해 형성됨)이 일으킨다[2](**그림 8-1**).

혈관투과성 항진에 이어 삼출, 세포침윤, 육아조직의 출

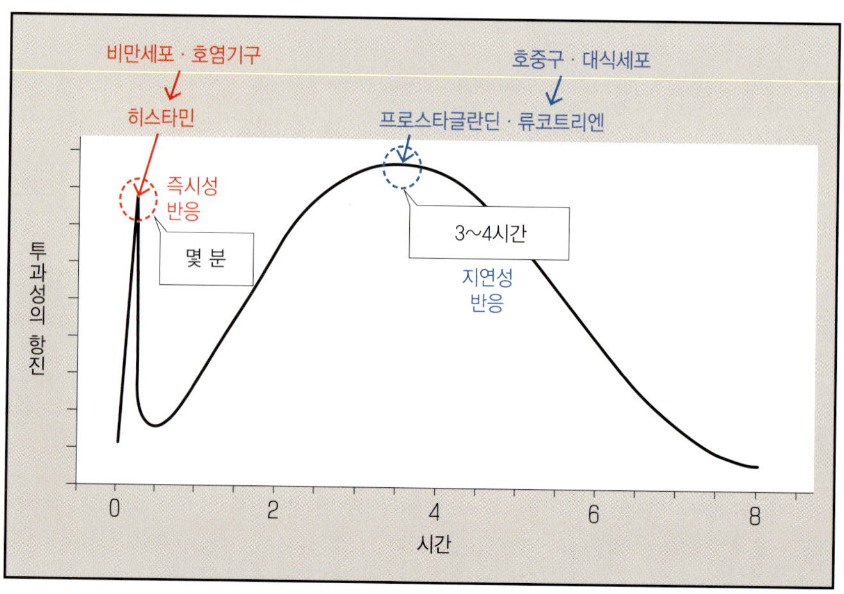

그림 8-1. 염증의 초기 반응(이상성 혈관반응). 혈관투과성 항진은 즉시성과 지연성의 이상성 반응으로서 나타난다. 즉시성 반응은 자극을 받고 나서 몇 분 후에 나타나고 히스타민에 의해 일어난다. 지연성 반응은 3~4시간 후에 나타나고 프로스타글란딘이나 류코트리엔에 의해 일어난다. *참고문헌 1에서 일부 변경 인용.

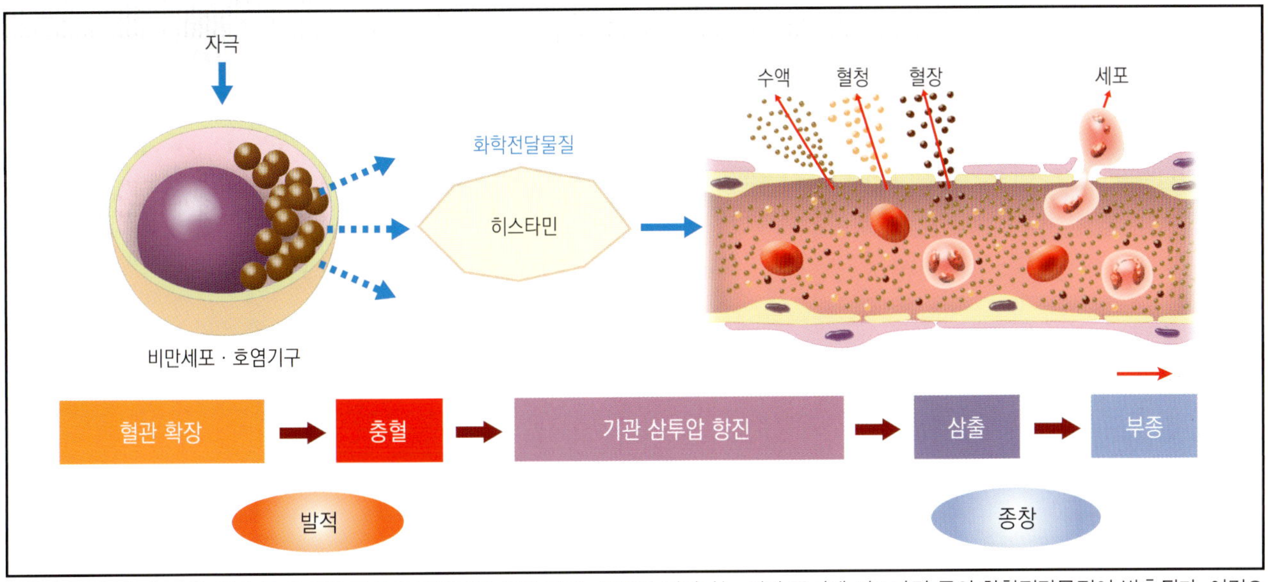

그림 8-2. 삼출의 기전. 치태 등에 의한 자극이 가해지면 혈관 확장·충혈이 일어나는 것과 동시에 히스타민 등의 화학전달물질이 방출된다. 이것으로 혈관투과성 항진이 일어나 분자량이 작은 것부터 차례대로 수액, 혈청, 혈장 그리고 세포가 혈관 밖으로 나온다(삼출). 이러한 물질이 조직에 모이면 부종이 발생한다.

현, 섬유화가 일어난다(**그림 8-2**). 삼출의 정점은 1일 후, 세포침윤은 3일 후부터, 육아조직은 1주 후에, 그리고 섬유화는 2주 이후에 볼 수 있다[2].

감염원이 제거되지 않으면 각각의 반응은 반복되어 만성 염증으로 이행한다. 만성 염증이란 '방해를 받은 수복'이라고도 한다[1]. 빠른 치유를 위해서는 원인의 완전 제거가 필요하다.

그 후 이틀뼈나 백악질은 수개월에 걸쳐 계속 형성된다.

외과처치를 했을 때 치유가 빠르다

외과처치를 했을 때 치유가 빠른 것은 처치할 때 감염 육아조직 등 염증의 원인을 제거했기 때문이고, 외과적 침습으로 간엽계 세포(치근막 등)의 증식 능력이 6배가 되기 때문이라고 생각한다.

개를 사용한 치주조직 재생의 실험 결과를 보면 **임상적으로 연조직의 치유는 약 2주, 뼈조직·백악질의 재생은 약 3개월이 기준**이라고 할 수 있다[2].

참고문헌

1. 下野正基・監訳. Trowbridge HO, Emling RC・著. やさしい炎症論：エンド・ペリオの理解のために. 東京：クインテッセンス出版, 1990.

2. 下野正基. 新編治癒の病理. 東京：医歯薬出版, 2011：84－95, 130－134.

근관치료학 09

치수재혈관화술 ①

질문

치수재혈관화술이란 무엇입니까?

대답

치수재혈관화술이란 치근 미완성 치아에 대한 근관 처치의 하나로, 치수괴사를 동반한 치근 미완성 치아에 대해 항균제를 이용한 멸균과 의도적 출혈을 통해 경조직을 형성시켜 치근의 길이와 두께를 늘려 성장시키는 새로운 치료법입니다[1–4].

【자세한 설명과 근거(evidence)】

명칭과 경위

치수재혈관화술(pulp revascularization)은 2001년 Iwaya 등에 의해 세계에서 처음으로 보고되었다[5]. 그 후 수많은 증례가 보고되어 근관치료 분야에서 주목받고 있다[8–15].

치수재혈관화술은 '혈관재생', '혈관재건', '혈관재구축'으로 번역된다. 외상 치아 분야에서 예로부터 사용해 온 용어로, 치근 미완성 치아를 이식하면 치수는 일단 괴사에 빠지지만 이윽고 육아조직(유약 혈관결합조직)이 증식해 괴사 치수로 치환되는 예가 그것이다. 이러한 현상을 치수재혈관화술이라고 불렀다[2,6].

치수재혈관화술이라는 용어를 둘러싸고 전문 잡지(J Endodontics)에서 논쟁이 전개되었지만 근래에는 재혈관화술(revascularization)과 재생화 술식(revitalization)이 모두 재생 근관치료(regenerative endodontics, regenerative procedure)라는 용어로 통일되고 있다[1].

치근 미완성 치아의 근관 처치

치근 미완성 치아의 근관 처치로서 치근단유도술(apexogenesis)과 근첨형성술(apexification)은 이전부터 시행되어 왔다. 여기에 더해 근래 치수재혈관화술(revascularization)도 치근 미완성 치아 근관 처치의 선택지 중 하나로서 주목받게 되었다[1].

치근 미완성 치아를 근관 처치할 때,

【치수가 살아 있는 경우】

(1) 치근단유도술

【치수 생활력이 없는 경우】

(2) 근첨형성술 또는 (3) 치수재혈관화술

을 선택하게 된다[7].

치근단유도술

치근단유도술은 치근 미완성 치아의 근첨부에 생활치수가 남아 있는 경우 치수를 보존해 근첨을 형성시키는 방법이다. 치근 미완성 치아의 근첨은 나팔 모양을 하고 있어 긴밀한 근관충전을 하는 것이 어려우므로 치근단유도술에 의해 근첨을 생물학적으로 폐쇄시키는 것이 목적이다.

마취 후에 생활치수를 절단하고 절단면에 수산화칼슘제제 또는 MTA(53쪽 근관치료학 29 참조)를 적용해 접착성 시멘트로 봉쇄한다. 남아 있는 생활치수 안에는 상아아세포나 Hertwig 상피초가 있으므로 상아질다리가 형성되고 치근상아질도 발육한다. 상아질의 두께와 길이가 증가해 근첨공도 폐쇄한다[7](**그림 9–1**).

근첨형성술

근첨형성술은 치수생활력이 없는 치근 미완성 치아의 근첨에 경조직을 형성시키는 방법이다. 치수가 괴사에 빠

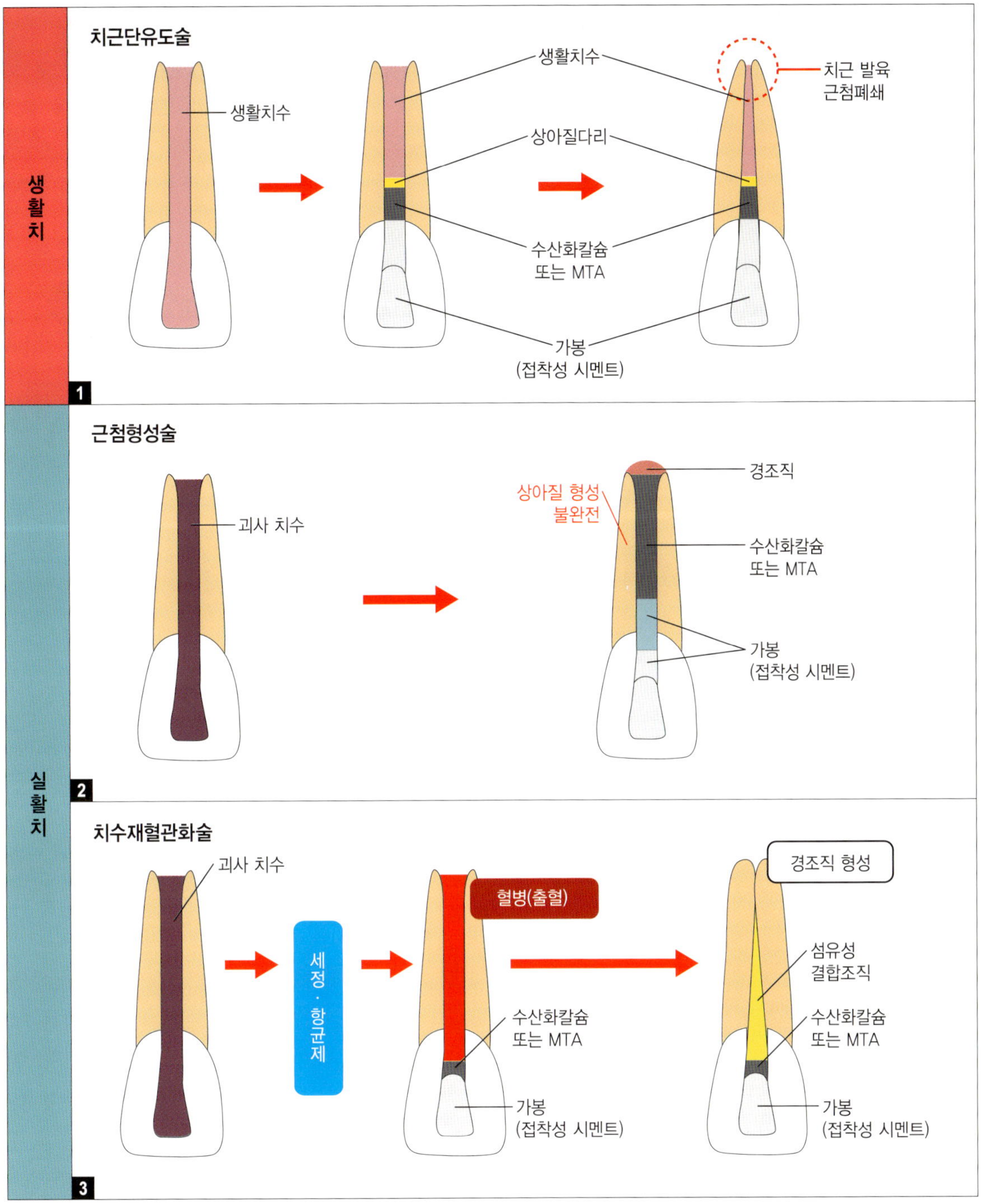

그림 9-1. 치근단유도술. 생활치수에 대해 수산화칼슘제제 또는 MTA를 이용해 생활치수절단술을 하고 접착성 시멘트로 봉쇄한다. 그 결과 상아질 다리가 형성되어 치근상아질의 길이와 두께는 증가하고 근첨도 폐쇄된다.
그림 9-2. 근첨형성술. 괴사 치수를 제거하기 위해서 기계적·화학적 청소를 하고 수산화칼슘제제 또는 MTA를 충전한다. 그 결과 근첨부에 경조직이 형성되지만 치근상아질의 형성은 불완전해서 치근파절을 일으키는 경우가 있다.
그림 9-3. 치수재혈관화술. 괴사 치수가 존재하는 근관을 세정하고 항균제(3-Mix) 또는 수산화칼슘제제를 첩약한 후, 의도적으로 출혈시키고 나서 수산화칼슘제제 또는 MTA로 메우면 경조직(백악질 및 뼈)이 형성된다. 치근의 길이와 두께도 늘어나고 근관의 협착과 근첨공의 폐쇄도 일어난다.

지고 근첨병변이 발생하면 근첨공은 넓게 열려 치근의 발육은 정지한다.

근첨형성술은 근관 길이 측정 후에 기계적·화학적 청소를 하고 수산화칼슘제제 또는 MTA를 충전한다. 이것으로 Hertwig 상피초를 활성화해 경조직(뼈모양상아질, 뼈모양백악질)을 형성시켜 근첨의 폐쇄를 기대하는 것이다. 그러나 이 경우 상아질 형성을 동반하는 치근의 성장은 일어나지 않기 때문에 근관벽은 얇은 상태 그대로여서 치근파절을 자주 일으킨다는 지적이 있다[7](**그림 9-2**).

치수재혈관화술

치수괴사를 동반한 치근 미완성 치아에 대해 항균제 또는 수산화칼슘제제로 멸균한 후 의도적 출혈을 통해 경조직을 형성시키는 새로운 치료법이다. 치수재혈관화술은 '혈관재생'이고 상처 후에 혈관 공급이 활성화되는 현상이다.

구체적으로는 근관을 약물(차아염소산나트륨)로 청소하고 항균제(3-Mix: 22쪽 근관치료학 10 내용 중 참조) 또는 수산화칼슘제제 첩약을 통해 근관을 소독한 후 의도적으로 출혈시켜 MTA 또는 수산화칼슘제제를 충전한다. 그 결과 경조직(백악질 및 뼈)이 형성되어 치근이 완성되고 근관은 협착해 근첨공도 폐쇄된다[1,2,5](**그림 9-3**).

근래에는 치수괴사를 동반한 치근 완성 영구치에도 이 방법을 응용하려는 시도가 있어[1,3,4], 그것을 치수재혈관화술의 최종적인 목표로 설정하자는 것이 국제적인 조류이다(재생 근관치료)[1]. 치수재혈관화술(근관을 기계적으로 확대하지 않고 멸균·소독약으로 세정해 의도적 출혈과 근관 봉쇄를 하는 것)에 의해 치근 완성 영구치의 감염 근관을 환자 자신이 만든 경조직으로 충전한다는 차세대의 치료에 큰 기대가 모이고 있다.

참고문헌

1. Diogenes A, Simon S, Law AS. Regenerative endodontics. In : Hargreaves KM, Berman LH(eds). Cohen's Pathways of the pulp, 11th Ed. St Lois : Elsevier 2016 : 447 - 473.
2. 岩谷眞一. リバスクラリゼーションを再考する. the Quintessence 2016 ; 35(3) : 572 - 589.
3. 下野正基. リバスクラリゼーションの病理学的考察. the Quintessence 2016 ; 35(7) : 1588 - 1605.
4. 下野正基. Revascularization(再生歯内療法)の課題と可能性. 日歯内療誌2017 ; 38(1) : 1 - 12.
5. Iwaya S, Ikawa M, Kubota M. Revascularization of an immature permanent tooth with apical periodontitis and sinus tract. Dent Traumatol 2001 ; 17 : 185 - 187.
6. Skoglund A, Tronstad L, Wallenius K. A microangiographic study of vascular changes in replanted and autotransplanted teeth of young dogs. Oral Surg Oral Med Oral Pathol 1978 ; 45 : 17 - 28.
7. 下野正基. 歯科治療に伴う治癒の病理. In : 下野正基, 高田隆, 田沼順一, 豊澤悟・編. 新口腔病理学 第2版. 東京 : 医歯薬出版, 2018 : 98 - 119.

근관치료학 10

치수재혈관화술 ②

질문 치수재혈관화술의 적응증과 기본적인 처치는 무엇입니까?

대답 **치수괴사를 동반한 치근 미완성 치아가 치수재혈관화술(재생 근관치료)의 적응증이 됩니다. 첫 번째 해야 할 기본적인 처치는 근관의 멸균과 소염입니다. 그리고 두 번째는 조직 재생을 목표로 한 처치입니다(그림 10-1).**

【자세한 설명과 근거(evidence)】

적응증의 선택과 치료사전동의

치료사전동의(informed consent)로 치료법의 위험 요소와 대신할 수 있는 다른 치료법 등을 설명하고 환자나 보호자의 승낙을 얻어야 한다. 국제적인 근관치료학 교과서 및 AAE의 가이드라인에 따르면 치수재혈관화술의 치료에 앞서 고려해야 하는 두 가지의 중요한 포인트가 있다[1–3].

① 적응증

첫 번째 포인트는 증례의 선택이다. 이 치료법의 적응증은 **치수 감각 시험에 반응이 없고(치수가 괴사에 빠져 있음), 근첨이 넓게 열려 있는 치근 미완성 영구치**이다. 앞으로는 치근이 완성된 영구치의 감염 근관에도 치수재혈관화술(재생 근관치료)을 적용하는 것을 목표로 하고 있지만, 현시점에서는 치수괴사를 동반한 치근 미완성 치아를 대상으로 선택하는 것이 좋다.

② 치료사전동의

두 번째 포인트는 치료사전동의로, 최소 2회 이상의 진료가 필요한 경우 그 기간 중에 치료사전동의를 반드시 받아야 한다. 예를 들면, **미노사이클린(minocycline)에 의한 치관부 착색 등의 여러 가지 위해 작용, 대신할 수 있는 치료법, 술후에 나타날 가능성이 있는 증상**에 관해서 설명할 필요가 있다.

미노사이클린에 의한 착색의 대응으로는 미노사이클린을 3-Mix에서 제외할 수 있고 만약 착색되었을 때에는 표

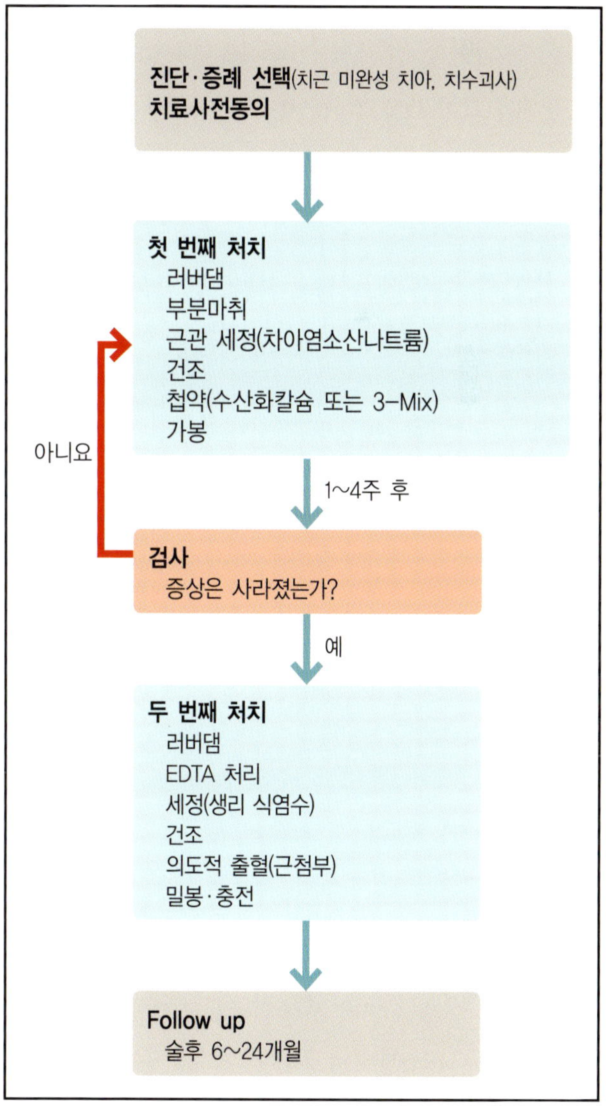

그림 10-1. 재생 근관치료에서 처치의 흐름.

백법을 실시할 수도 있다. 또한 치수재혈관화술의 대체법으로는 MTA(mineral trioxide aggregate)를 이용한 근첨형성술이 있을 수 있고 처치하지 않거나 발치하는 것도 선택지의 하나이다. 치료사전동의를 통해 치료법에 대한 환자 또는 보호자의 승낙을 얻어야만 한다[1-3].

첫 번째 진료·처치 – 근관의 멸균과 소염

① 치료사전동의

첫 번째의 진료 때 치료사전동의를 얻는다. 임상적인 정보에 기초하여 치수 및 근첨조직을 진단한 후 대체 치료법, 위험 요소, 생각되는 장점을 환자와 보호자에게 설명한다.

② 근관 세정

치료사전동의에 이어 러버댐 방습을 하고, (가능하면 기구를 사용하지 않고) 근관을 개방한다. 가는 파일을 사용해 근관을 찾아 작업길이를 결정한다. 이러한 작업 도중에 환자가 감각을 호소하면 근관에 생활치수가 남아 있을 가능성이 있으므로, 20mL의 차아염소산나트륨과 20mL의 0.12~2%의 클로르헥시딘으로 천천히 근관을 세정한다. 이때 세정하는 바늘 끝을 근첨 1/3 부위까지 천천히 넣어 세척제의 화학적 효과를 기대하면서 세정하는데, 약제가 근첨공에서 빠져나오지 않도록 주의해야 한다. 또한 일본에서는 과민증(anaphylaxis)이 보고된 적이 있기 때문에 클로르헥시딘을 구강점막에 사용할 때는 농도에 주의가 필요하다. 또한 효과적인 세정을 위해서는 괴사세포나 손상조직을 제거[기계적 변연절제술(debridement)]할 필요가 있다.

③ 건조·첩약

근관에 넣은 약제가 근관 안에 두루 미치도록 근관을 소독(멸균)한 페이퍼포인트로 건조한다. 첩약제로는 수산화칼슘 또는 저농도의 3-Mix[시프로프록사신(ciprofloxacin) : 메트로니다졸(metronigazole) : 미노사이클린 =1 : 1 : 1]가 추천되고 있지만, 각각의 장·단점이 보고되어 있다.

3-Mix는 멸균·소독 효과가 높지만 일본은 물론 미국에서도 약사 인증을 받지 못했다(술자의 책임에 기초하여 사용하게 됨). 고농도의 3-Mix는 치유두 유래 줄기세포를 상처 내므로[4], **첩약의 위치를 치관측 절반으로 한정**해 치근측에는 작용시키지 않도록 하거나 **저농도(최종 농도 0.1mg/mL 이하) 사용**을 추천한다. 3-Mix 성분의 미노사이클린에는 치아 착색이라는 문제[5]가 있어, 착색을 최소로 하기 위해서는 3-Mix를 **백악-법랑경계에서 근첨측에 첩약**하거나 3-Mix에서 **미노사이클린을 제외**하는 것이 좋다고 알려져 있다[3,6].

수산화칼슘은 적응 범위가 넓다는 장점이 있는 한편 줄기세포에 대한 세포 독성이 지적되고 있다[7-9]. 따라서 수산화칼슘을 사용할 때는 첩약제의 위치를 근관의 치관측 절반에 한정해야 한다고 이야기한다[5].

④ 가봉

근관에 항균제를 첩약한 후 멸균 스펀지를 올리고 수경성 시멘트 'Cavit'(3M ESPE), 강화형 유제놀 시멘트 'IRM Intermediate Cement'(Dentsply Sirona) 또는 글라스아이오노머 시멘트 등으로 가봉해 3~4주 후에 다음번 진료를 예약한다.

가봉이라고 적었지만 기존의 stopping(거타퍼차) 가봉으로는 불충분하므로 위와 같이 누출을 일으키지 않는 재료로 엄밀하게 봉쇄하는 것(치관측 봉쇄)이 치수재혈관화술 성공의 포인트로 생각된다[2-3].

두 번째 진료·처치 – 조직 재생

① 증상은 사라졌는가?

두 번째 진료 때는 먼저 첫 번째 진료 때에 보인 급성 감염증의 모든 징후(sign) 및 증상(symptom: 예를 들면 종창, 누공, 통증 등)이 사라졌는지 조사한다. 대부분의 증례에서 급성 염증의 증상은 사라지지만, 만약 징후 및 증상이 사라지지 않으면 첫 번째와 같은 항균제를 이용한 치료를 반복한다.

② EDTA 처리·세정

증상이 사라진 것을 확인하고 나서 치수재혈관화술을 위한 의도적 출혈을 시행하는데, 이때 혈관수축제를 포함한 부분마취제를 사용해서는 안 된다. 근관 안의 출혈을 확실히 일으키기 위해서 혈관수축제를 포함하지 않는 3% mepivacaine 'Scandonest'(일본치과약품) 등을 추천할 수 있다.

러버댐 방습을 하고 근관을 개방한 후 20mL의 17% EDTA로 5분 동안 천천히 세정한다. EDTA의 탈회 작용으로 상아질 안의 성장인자(TGF-β, BMP, IGF 등)가 방

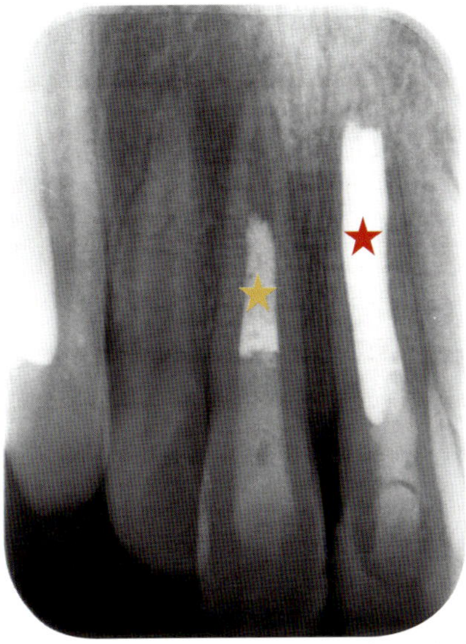

그림 10-2. 치수재혈관화술 후의 방사선사진(근관치료학 29 **그림 29-2**와 동일 증례). #11도 누공이 생겼기 때문에 침윤마취를 하지 않고 근관을 차아염소산나트륨으로 세정하고 수산화칼슘제제를 첩약했다. 2주 후, 누공이 사라졌으므로 치수재혈관화술을 목적으로 'Pro-root MTA'(Dentsply Sirona)를 충전한(★) 직후의 방사선사진. ★는 근첨형성술을 시행한 #21. *사진 제공: Sudo Susumu(須藤 享) 선생님(센다이시 개업).

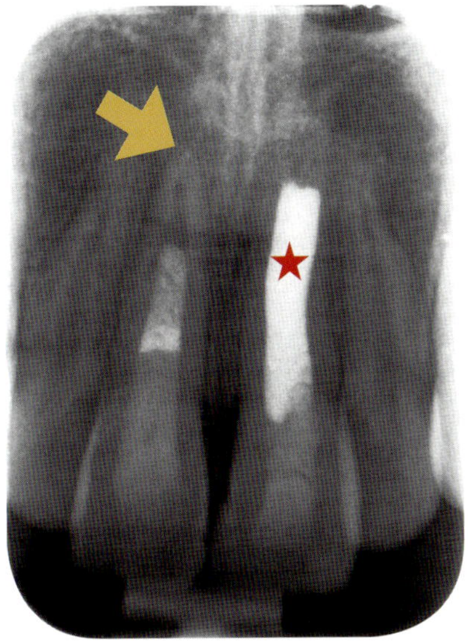

그림 10-3. 치수재혈관화술 후 2년의 방사선사진. 치수재혈관화술을 시행한 치아(#11)는 치근의 길이와 두께가 증가해 근첨은 경조직으로 폐쇄되었다(노란색 화살표). 근첨형성술을 시행한 #21(★)은 치근의 길이와 두께에 변화가 없다. *사진 제공: Sudo Susumu(須藤 享) 선생님(센다이시 개업).

출되어 재생에 관계되는 세포의 분화가 촉진된다[10]. 그 후 생리적 식염수 5mL로 1분 동안 세정한다.

③ 건조·의도적 출혈

멸균 페이퍼포인트로 건조한 후 근첨공을 2~3mm 넘은 부위까지 K-파일을 찔러 근첨조직을 손상시키고 백악-법랑경계에서 3mm 부위까지 출혈시킨다.

④ 밀봉·충전

'Colla-Plug'(Hakuho)의 작은 조각을 근관에 넣어 혈액을 흡수시키고, 그 위에 MTA를 약 3mm의 두께로 올린 후 확실히 밀봉할 수 있는 재료로 충전 조작을 한다[11,12](**그림 10-2**). 참고로 MTA는 보험 진료 적용 대상이 아닙니다.

검사·Follow up

술후 6~24개월에 정기검진하고 임상검사 및 방사선검사를 통해 치근이 계속 성장하고 있는지 확인한다[3](**그림 10-3**).

참고문헌

1. Diogenes A, Simon S, Law AS. Regenerative endodontics. In : Hargreaves KM, Berman LH(eds). Cohen's Pathways of the pulp, 11th Ed. St Lois : Elsevier, 2016 : 447 - 473.
2. Hargreaves KM, Law AS. Regenerative endodontics. In : Hargreaves KM, Cohen S(eds). Cohen's Pathways of the Pulp, 10th Ed. St Louis : Mosby Elsevier, 2011 : 602 - 619.
3. AAE Position Statement on the Scope of Endodontics : Regenerative Endodontics https : //www.aae.org/uploadedfiles/clinical_resources/guidelines_and_position_statements/scopeofendo_regendo.pdf#search='AAE + protocol%2C+revitalization%2F
4. Ruparel NB, Teixeira FB, Ferraz CCR, Diogenes A. Direct effect of intracanal medicaments on survival of stem cells of the apical papilla. J Endod 2012 ; 38 : 1372 - 1375.
5. 下野正基. リバスクラリゼーション(再生歯内療法)の課題と可能性. 日本歯内療法学会誌 2017 ; 38 : 1 - 12.
6. 岩谷眞一. リバスクラリゼーションを再考する. the Quintessence 2016 ; 35 : 572 - 589.
7. Banchs F, Trope M. Revascularization of immature permanent teeth with apical periodontitis : New treatment protocol? J Endod 2004 ; 30 : 196 - 200.
8. Sato I, Ando-Kurihara N, Kota K, et al. Sterilization of infected root-canal dentine by topical application of a mixture of ciprofloxacin, metronidazole and minocycline in situ. Int Endod J 1996 ; 29 : 118 - 124.
9. Bose R, Nummikoski P, Hargreaves K. A retrospective evaluation of radiographic outcomes in immature teeth with necrotic root canal systems treated with regenerative endodontic procedures. J Endod 2009 ; 35 : 1343 - 1349.
10. Smith AJ, Tobias RS, Murray PE. Transdentinal stimulation of reactionary dentinogenesis in ferrets by dentine matrix components. J Dent 2001 ; 29 : 341 - 346.
11. Skoglund A, Tronstad L,Wallenius K. A microangiographic study of vascular changes in replanted and autotransplannted teeth of young dogs. Oral Surg Oral Med Oral Pathol 1978 ; 45 : 17 - 28.
12. Skoglund A, Tronstad L. Pulpal changes in replanted and autotransplanted immature teeth of dogs. J Endod 1981 ; 7 : 309 - 316.

근관치료학 **11**

치수재혈관화술 ③

질문

치수재혈관화술에서 근관 안의 기계적 청소가 필요합니까?

대답

근관 안의 미생물막을 제거하기 위한 기계적 변연절제술(debridement)은 치수재혈관화술 치료의 하나로서 중요합니다. 이론적으로는, 근관이 완벽하게 멸균되었다면 근관의 변연절제술은 불필요합니다. 그러나 임상적으로 근관의 멸균 상태를 파악하는 것이 어려우므로 확실하게 하는 의미에서도 반드시 근관을 기계적으로 청소하기를 추천합니다.

【자세한 설명과 근거(evidence)】

외과적 및 생물학적 변연절제술

변연절제술(데브리망, debridement)은 괴사조직제거술 또는 병소 청소로도 번역된다(근관 확대·형성과는 별도임). 변연절제술은 '외과적(기계적) 변연절제술'(괴사조직 등을 외과적으로 제거하는 것)과 '생물학적 변연절제술'(대식세포를 활성화하고 근첨병변을 살균·청소하는 비외과적 처치)로 나뉜다[1]. 외과적(기계적) 변연절제술은 근관 및 근첨병변에서 괴사세포, 조직파괴 산물, 세균 등의 자극물을 제거하는 것으로 근관치료를 성공시키는 데 필요한 기본적 처치라고 알려져 있다[1].

Iwaya 등(2001)이 맨 처음 치수재혈관화술의 증례를

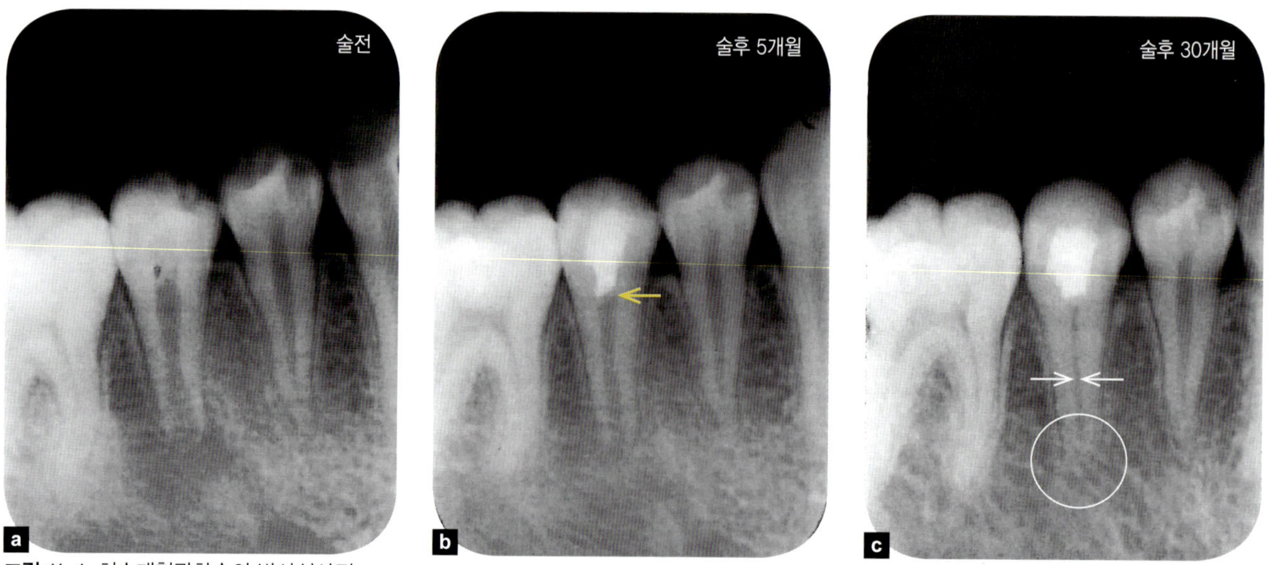

그림 11-1. 치수재혈관화술의 방사선사진.
a: 술전, 13세의 여자아이. #45은 치근 미완성이고 중앙교두가 파절되어 지름 약 10mm의 근첨병변이 보인다.
b: 기계적 변연절제술 및 약물(차아염소산나트륨, 수산화칼슘, 항생물질)을 이용한 소독·멸균 후에 수산화칼슘을 충전한 술후 5개월. 노란색 화살표는 경조직의 형성을 나타낸다.
c: 술후 10개월, 흰색 원은 근첨의 형성을 나타내고 흰색 화살표는 경조직 두께의 증가를 나타낸다.
*사진 제공: Iwaya Shinichi(岩谷眞一) 선생님(센다이시 개업).

보고했을 때는, 근첨병변이 있어도 근관 안에는 생활력이 있는 근첨부 치유두조직이 남아 있을 가능성이 있다고 생각했다[2,3](**그림 11-1**). 근첨부에 생활치수조직이 일부라도 남아 있어 재생에 관여하면 기계적 변연절제술은 추천할 수 없다. 그러나 그 후의 연구에서 치수재혈관화술 후에 백악질이나 뼈는 형성되지만 "상아질의 재생은 없다."라는 사실이 분명해졌다[4-6].

한편 치수재혈관화술 처치에 실패한 증례도 보고되고 있는데, 보고에 따르면 근관조직이 완전히 파괴된 것이 관찰되어 기계적 변연절제술이 불충분했던 것이 실패 원인이라고 기록되어 있다[7].

이상의 사실로부터 치수재혈관화술을 할 때는 **항균제에 추가해 기계적 변연절제술로 연조직을 철저히 제거**함으로써 근관을 완전히 멸균하고 미생물막을 배제해야 한다고 생각한다[8].

치수재혈관화술에서 **기계적 변연절제술은 추천되지만 기본적으로 근관확대는 하지 않는다.** 이유는 근관확대로 생긴 도말층(smear layer)이 상아세관을 덮어(뚜껑을 씌움) 버리기 때문에 항균제가 심부로 침투하지 않는다고 생각되기 때문이다. 도말층이 없으면 상아세관 안의 소독·멸균이 효율적으로 이루어진다[9].

참고문헌

1. Lin LM, Huang GTJ. Pathobiology of apical periodontitis. In : Hargreaves KM, Berman LH (eds). Cohen' s Pathways of the pulp, 11th Ed. St Lois : Elsevier, 2016 : 630 - 659.
2. Iwaya S, Ikawa M, Kubota M. Revascularization of an immature permanent tooth with apical periodontitis and sinus tract. Dent Traumatol 2001 ; 17 : 185 - 187.
3. 岩谷眞一. リバスクラリゼーションを再考する. the Quintessence 2016 ; 35 : 572 - 589.
4. Thibodeau B, Teixeira F, Yamauchi M, Caplan DJ, Trope M. Pulp revascularization of immature dog teeth with apical periodontitis. J Endod 2007 ; 33 : 680 - 689.
5. Wang X, Thibodeau B, Trope M, Lin LM, Huang GT. Histologic characterization of regenerated tissues in canal space after the revitalization/revascularization procedure of immature dog teeth with apical periodontitis. J Endod 2010 ; 36 : 56 - 63.
6. Torabinejad M, Milan M, Shabahang S, Wright KR, Faras H. Histologic examination of teeth with necrotic pulps and periapical lesions treated with 2 scaffolds: an animal investigation. J Endod 2015 ; 41 : 846 - 852.
7. Lin LM, Shimizu E, Gibbs JL, Loghin S, Ricucci D. Histologic and histobacteriologic observations of failed revascularization/revitalization therapy : A case report. J Endod 2014 ; 40 : 291 - 295.
8. 下野正基. リバスクラリゼーションの病理学的考察. the Quintessence 2016 ; 35(7) : 1588 - 1605.
9. 下野正基. Revascularization(再生歯内療法)の課題と可能性. 日本歯内療法誌 2017 ; 38 : 1 - 12.

근관치료학 12

치수재혈관화술 ④

질문

상악 견치의 위치이상 때문에 치근흡수가 일어난 치아는 치수재혈관화술의 적응증이 됩니까?

대답

치수재혈관화술의 적응증인지 판단하기 위해서는 (1) 환자의 나이, (2) 치근흡수, (3) 치수생활력, (4) 치근막, (5) 위험 요소와 성공률, (6) 대체 처치 등을 고려할 필요가 있습니다.

【자세한 설명과 근거(evidence)】

그림 12-1은 12세 여아의 증례로 교정치료 전의 방사선사진이다. 상악 견치의 위치이상 때문에 전치 치근이 흡수했거나 형성부전의 상태이다. **그림 12-2**는 견치 이동 후의 사진이다. 질문의 내용은 "이 전치의 치근을 치수재혈관화술을 통해 증가시킬 수 있을까?"라는 것이다.

환자의 나이

첫 번째로 환자의 나이를 고려한다. 이 증례는 12세이기 때문에 일반적으로 면역력과 조직 재생능력이 왕성한 나이로 생각된다.

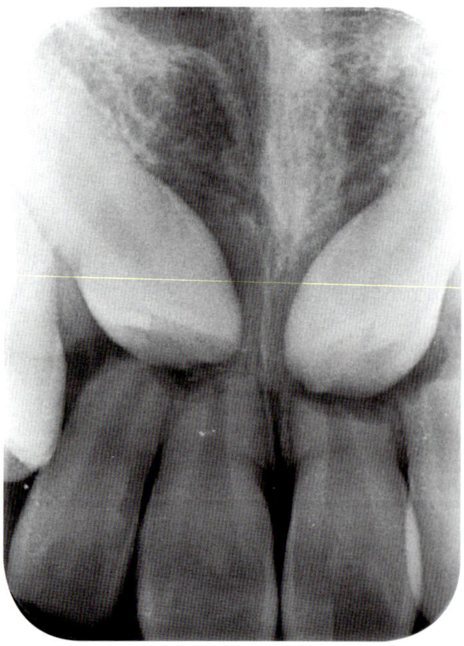

그림 12-1. 12세 여아 증례에서 교정치료 전의 방사선사진. 상악 견치의 위치이상에 의한 전치의 치근흡수 또는 형성부전이 보인다. *사진 제공: Yoshioka Takatomo(吉岡隆知) 선생님(도쿄도 개업).

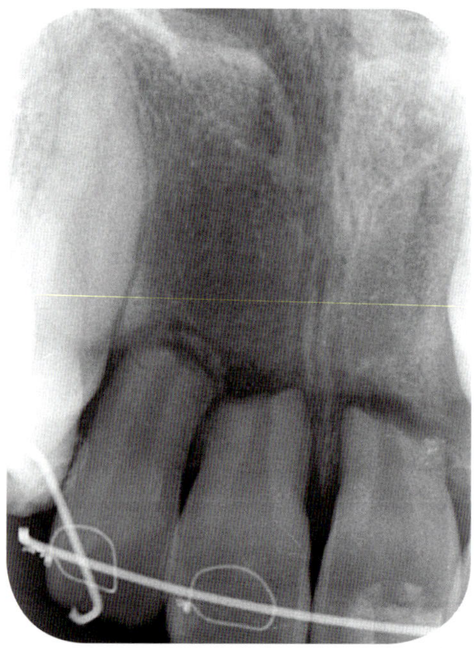

그림 12-2. 교정을 통한 견치 이동 후의 방사선사진. 치근흡수면의 변연이 둥근 모양을 띠고 있다. 또한 #12과 #21의 흡수면에 상아질다리를 닮은 얇은 석회화상이 보인다. *사진 제공: Yoshioka Takatomo(吉岡隆知) 선생님(도쿄도 개업).

치근흡수

두 번째로 치근흡수는 끝났는지를 판단한다. 방사선사진에서 치근흡수면의 변연이 둥근 모양을 띠고 있는 것과 #12과 #21의 흡수면에 상아질다리를 닮은 얇은 석회화상이 보이는(**그림 12-2**) 점으로부터 근첨부의 치유가 진행해 치근흡수는 끝났다고 추측할 수 있다.

치수생활력

세 번째로 치수생활력을 검사한다. 방사선사진으로부터 치근흡수가 일어난 상악 절치는 생활치라고 생각된다.

치근막

네 번째로 백악질 형성에 충분한 치근막을 확보할 수 있는지를 판단한다. 방사선사진에서 치근막 공극을 확인할 수는 있지만 치근 길이가 매우 짧아서 충분한 양의 치근막이라고는 할 수 없는 것 같다.

위험 요소와 성공률

다섯 번째로 치수재혈관화술의 위험 요소와 성공률을 고려한다. 일반적으로 치수재혈관화술은 무수치가 대상이 되는데 이 증례의 상악 절치는 유수치이다. 치수재혈관화술 처치를 하기 위해서는 발수를 하게 되는데 이 증례에서는 발수까지 하고 선택할 만큼 치수재혈관화술에 장점이 있다고는 생각되지 않는다.

대체 처치

여섯 번째로 대체할 수 있는 처치가 있는지를 검토한다. 이 증례에서는 대체 처치로서 치근단유도술(치수의 재생력에 기대함)을 시행하거나 처치하지 않고 경과를 관찰하는 것이 위험성도 낮고 타당하다고 생각한다[1,2].

이러한 어려운 증례에 대해서는 많은 동료나 전문가의 의견을 듣고 그것을 집약하여 진단·치료에 활용하는 것이 바람직하다.

참고문헌

1. Diogenes A, Simon S, Law AS. Regenerative endodontics. In : Hargreaves KM, Berman LH (eds). Cohen's Pathways of the Pulp, 11th Ed. St Lois : Elsevier, 2016 : 447 - 473.
2. 岩谷眞一. リバスクラリゼーションを再考する. the Quintessence 2016 ; 35(3) : 572 - 589.

근관치료학 13

치수재혈관화술 ⑤

질문

치수재혈관화술 후 근관에 침입한 육아조직을 제거하지 않고 그대로 두어도 됩니까? 이다음에는 어떤 변화를 겪습니까? 석회화에 의한 근첨폐쇄를 기대할 수 있습니까?

대답

치수재혈관화술 후 근관 안에 침입한 결합조직(육아조직)을 제거할 필요는 없습니다. 침입한 조직은 백악질 또는 뼈조직을 형성해 근첨을 폐쇄할 가능성이 충분합니다.

【자세한 설명과 근거(evidence)】

근첨부에서 경조직을 형성할 가능성이 있는 조직으로는 (1) 치수, (2) 치근막, (3) 골수를 생각할 수 있다. 그러나 치수재혈관화술은 치수괴사·근첨병변을 동반한 치근 미완성 치아에 대해 이루어지므로 생활치수는 잔존하지 않는다. 그 때문에 상아질은 형성되지 않으며 형성되는 경조직 대부분이 백악질이다. **백악질은 근첨공뿐만 아니라 근관 안을 폐쇄한다.**

치수재혈관화술 처치와 그 후의 치유 과정은 **그림 13-1**의 모식도와 같다. 다시 말해서 (1) 세정·멸균, (2) 출혈, (3) 백악질 형성 과다의 경과를 거쳐 (4) 근첨공폐쇄가 일어난다.

세정·멸균

차아염소산나트륨, 항생물질 3-Mix, 수산화칼슘, MTA 등으로 근관을 세정·멸균한 결과 염증은 사라진다.

출혈

육아조직은 염증·조직 결손과 함께 나타나서 의도적 출혈에 의한 혈병이 지지체(scaffold)·성장인자를 공급한다. 완전히 멸균된 치수의 괴사조직은 '지지체'가 되어 치유·재생에 관여할 가능성이 있다.

백악질 형성 과다

세포(치근막으로부터), 성장인자(치근막 및 혈병으로부터), 지지체(혈병으로부터)의 세 가지 인자에 의해 백악질 형성 과다가 일어난다. 뼈형성도 보인다. 뼈막·치근막 유래의 세포가 상아질로부터 떨어진 부위에서 골아세포로 분화해 뼈를 형성한다고 생각된다. 그러나 상아질의 재생은 일어나지 않는다.

근첨공폐쇄

백악질 형성 과다로 근첨공폐쇄, 치근 길이 증가, 근관 협착이 일어난다[1].

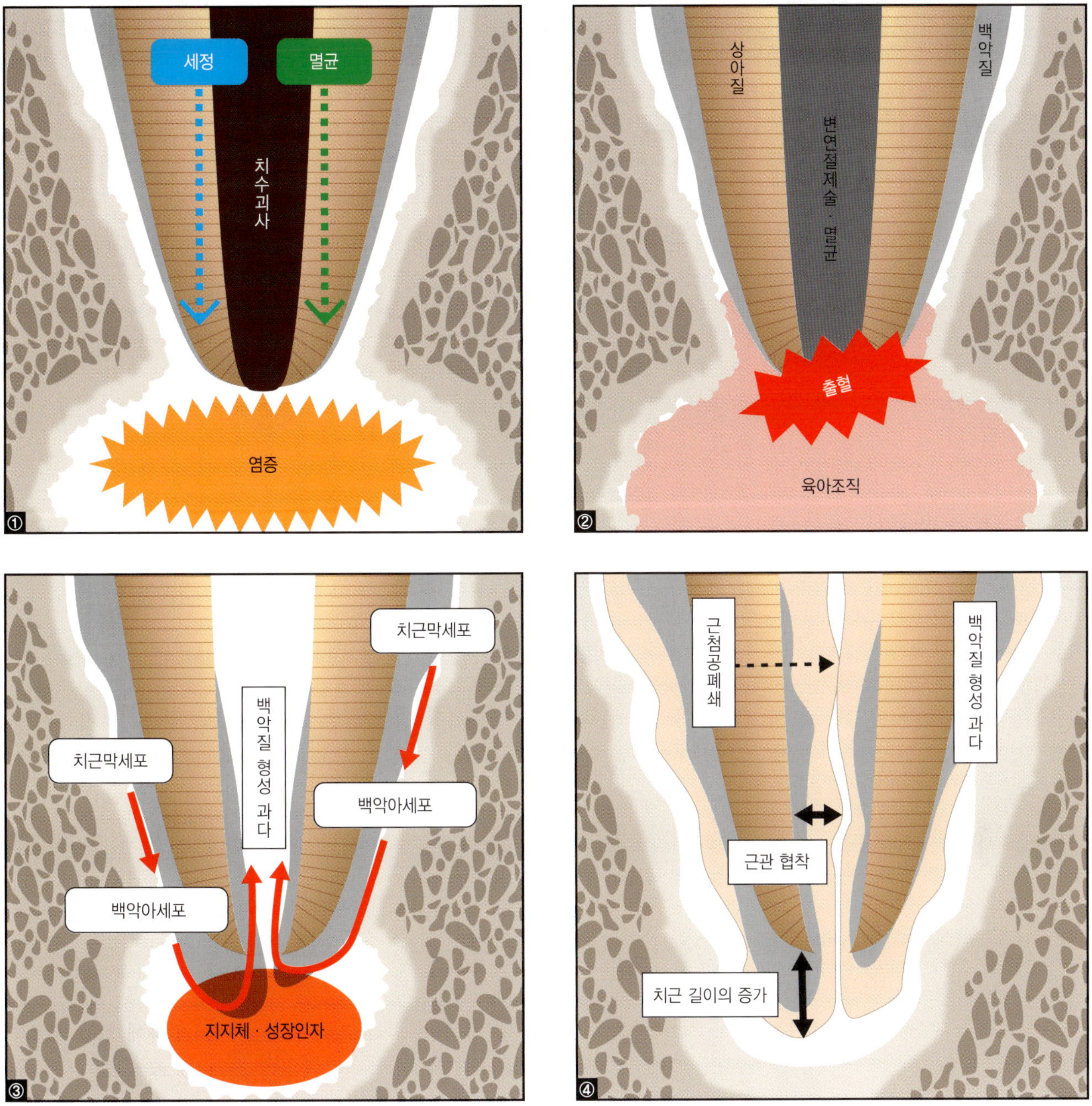

그림 13-1. 치수재혈관화술 후의 치유를 보이는 모식도.

① **세정·멸균:** 근관의 세정·멸균은 차아염소산나트륨, 항생물질 3-Mix, 수산화칼슘, MTA 등을 이용한다.

② **출혈:** 염증이 사라지면 의도적 출혈을 시행한다. 육아조직은 염증·조직 결손과 함께 나타나서 의도적 출혈에 의한 혈병이 지지체·성장인자를 공급한다.

③ **백악질 형성 과다:** 세포(치근막으로부터), 성장인자(치근막 및 혈병으로부터), 지지체(혈병으로부터)의 세 가지 인자에 의해 주로 백악질 형성 과다가 일어난다. 뼈형성도 보이지만 상아질의 재생은 일어나지 않는다. 뼈는 상아질로부터 떨어진 부위에서 뼈막·치근막 유래의 세포가 골아세포로 분화하는 것에 의해 형성된다.

④ **근첨공폐쇄·치근 길이 증가·근관 협착:** 이것들은 백악질 형성 과다 때문에 일어난다.

*참고문헌 1에서 변경 인용.

참고문헌

1. 下野正基. リバスクラリゼーションの病理学的考察. the Quintessence 2016 ; 35(7) : 1588 - 1605.

근관치료학 14

치수재혈관화술 ⑥

질문

치수재혈관화술이 이루어진 치아의 근관 안에 형성되는 경조직은 상아질입니까?

대답

상아질 형성은 보이지 않습니다. 근관 안에 형성되는 경조직 대부분은 백악질입니다. 뼈조직이 형성되는 일도 있습니다.

【자세한 설명과 근거(evidence)】

병리조직학적으로 검색한 논문 13편(그중 6편은 동물실험, 7편은 증례 보고)을 문헌적으로 고찰해서 치수재혈관화술 후의 근첨부에 어떤 변화가 보이는지를 보고한 논문[1]에는 다음과 같은 결론이 기록되어 있다.

동물을 사용한 실험적 연구

동물을 사용한 실험적 연구는 다음과 같이 요약할 수 있다[1].

① 근관 안에는 백악질·뼈·결합조직의 형성 과다가 일어난다.
② 백악질은 상아질을 맞대서 형성되고 뼈는 상아질로부터 떨어져 형성된다(**그림 14-1**).
③ 근관 안에 치수조직·상아아세포는 없고 상아질 재생도 없다.
④ 의도적 출혈에 의한 혈병은 근첨공폐쇄나 치유를 촉진한다.
⑤ 뼈조직의 증식으로 유착·치환성 흡수·맹출장애가 일어난다.

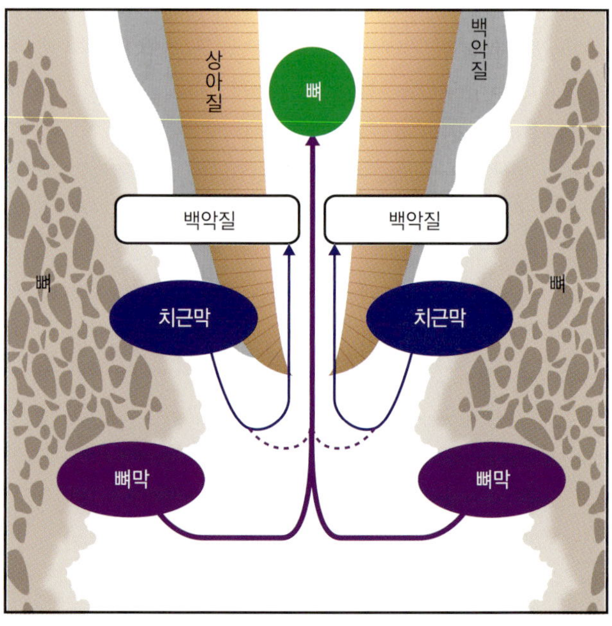

그림 14-1. 근관 안에 형성되는 경조직을 보이는 모식도. 백악질은 상아질을 맞대서 형성된다. 이것은 치근막 유래의 줄기세포(간엽계줄기세포)가 상아질기질에 의해 백악아세포로 분화하기 때문이라고 생각된다. 상아질기질이 없으면 줄기세포는 골아세포로 분화한다고 고찰할 수 있다. *참고문헌 1에서 인용.

⑥ 과다형성한 백악질은 첨가될 뿐 흡수되지 않는다.
⑦ 치수재혈관화술 후 근첨부의 치유는 '재생'이 아니라 '수복'(상처치유)이다.

증례 보고에 의한 임상적 연구

증례 보고에 의한 임상적 연구는 다음과 같이 정리할 수 있다.

① 사람 증례의 조직학적 변화는 동물실험과 같았다. **근관 협착, 치근 길이 증가, 근첨공폐쇄는 백악질 형성과다**에 의한다고 결론지을 수 있다.
② 근관 안에 형성된 경조직 대부분은 백악질이었다. 뼈조직도 보였다.
③ 상아질의 재생은 없었다.
④ 치수재혈관화술 후의 치유는 '재생'이 아니라 '수복'(상처치유)이다.
⑤ 근관 안에 치수조직(상아아세포, Hertwig 상피초)이 관찰된 증례[2]는 치수가 완전히 괴사된 것이 아니었다.
⑥ 치수재혈관화술이 실패한 증례[3]의 원인은 기계적 변연절제술이 불충분했던 것에 기인한다.

참고문헌

1. 下野正基. リバスクラリゼーションの病理学的考察. the Quintessence 2016 ; 35(7) : 1588 - 1605.
2. Shimizu E, Jong G, Partridge N, Rosenberg PA, Lin LM. Histologic observation of a human immature permanent tooth with irreversible pulpitis after revascularization/regeneration procedure. J Endod 2012 ; 38 : 1293 - 1297.
3. Lin LM, Shimizu E, Gibbs JL, Loghin S, Ricucci D. Histologic and histobacteriologic observations of failed revascularization/revitalization therapy: a case report. J Endod 2014 ; 40 : 291 - 295.

근관치료학 15

치수재혈관화술 ⑦

질문

치수재혈관화술에서 하는 의도적 출혈에 의한 혈병 형성의 의의는 무엇입니까?

대답

치수재혈관화술에서 의도적 출혈을 일으켜 혈병을 형성하는 의의는 혈병에 상처치유·재생을 촉진하는 성분이 포함되어 있기 때문입니다.

【자세한 설명과 근거(evidence)】

혈병이란 혈액이 응고해 겔 형태가 된 것으로 피브린망 속에 적혈구, 백혈구, 혈소판을 포함한 상태를 말한다(**그림 15-1**).

혈병에 포함되는 성분 중에서 **호중구**는 세균 탐식, **대식세포**는 항원 제시·탐식, **혈소판**은 응혈·성장인자, **적혈구**는 상처의 폐쇄, **섬유소(피브린)**는 상처의 폐쇄·지지체의 기능을 가져, 세포증식, 세포분화, 혈관형성, 기질형성에 관여한다.

혈소판

혈소판 안에 있는 α 과립에는 성장인자가 저장되어 있는데 (1) 혈소판 유래 성장인자(PDGF), (2) 형질전환 성장인자 베타(TGF-β), (3) 혈관 내피 성장인자(VEGF), (4) 상피 성장인자(EGF)가 알려져 있다. 이러한 성장인자가 상처치유를 촉진한다.

지름 약 2㎛의 혈소판은 골수거대세포(bone marrow giant cell)로부터 만들어져 적혈구와 마찬가지로 무핵의 세포로서 순환에 들어가는데, 그 수명은 7~10일로 적혈구의 120일과 비교하면 매우 짧다[2].

다혈소판 혈장

다혈소판 혈장(platelet-rich plasma; PRP)은 혈소판을 다량 포함하는 혈병으로 뼈의 재생에 관련한 치과 임상에서 이용되고 있다[3]. 발치 상처의 치유에서는 혈병(응고한 혈액: 피브린 등)의 활용으로 생체반응(출혈)으로부터 뼈전도를 일으키는 것이 중요하다(1권 100쪽 임플란트학 10 참조).

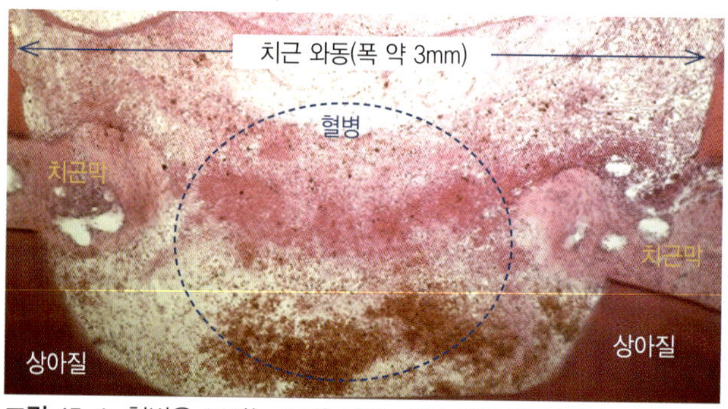

그림 15-1. 혈병을 보이는 조직 사진. 개를 사용해 실험적 치근 와동 형성 후 3일째의 조직 모습. 와동의 크기는 약 3mm이고 그 안에 혈병(파란색 점선으로 둘러싸인 부위)이 형성되어 있다. 분홍색으로 강하게 염색된 부위에는 피브린망이 있다. 어두운 빨간색으로 염색된 부위에는 적혈구가 모여 있다. 기존의 치근막으로부터 치근 와동을 향해 조직이 증식하고 있다.
실험적 치근 와동 안에는 조직 재생을 위한 3요소 중 (1) 세포는 치근막으로부터 간엽계줄기세포가 공급되고, (2) 성장인자는 혈소판으로부터 제공되며, (3) 지지체는 피브린에 의해 제공된다.

참고문헌

1．下野正基．やさしい治癒のしくみとはたらき．東京：医歯薬出版，2013：96.
2．下野正基．リバスクラリゼーションの病理学的考察．the Quintessence 2016；35(7)：1588 - 1605.
3．香月武，林佳明・監訳．Marx RE, Garg AK．多血小板血漿(PRP)の口腔への応用．東京：クインテッセンス出版，2006.

근관치료학 16

치수재혈관화술 ⑧

질문 외상 치아, 감염 근관 치아, 이식 치아의 각 조건에서 치근 미완성 치아의 치수재혈관화술 성공률에 차이가 있습니까?

대답 치수재혈관화술 처치의 성공률은 '이식·재식 > 외상 > 감염 근관'의 순서로 높다고 생각됩니다. 왜냐하면 감염의 정도와 치수괴사의 정도가 일반적으로 '이식·재식 < 외상 < 감염 근관의 순서로 높아지고, 혈관재생의 확률은 '이식·재식 > 외상 > 감염 근관'의 순서로 높아지기 때문입니다[1](표 16–1).

【자세한 설명과 근거(evidence)】

치수재혈관화술(또는 재생 근관치료)을 생각할 때 "외상 치아, 감염 근관 치아, 이식 치아의 성공률에 관해 같은 수준에서 논의해도 되는가?"라는 문제가 있다. 치수재혈관화술을 할 때 고려해야 할 포인트로 (1) 근관 안의 소독·제균, (2) 지지체(scaffold), (3) 치관측 봉쇄(coronal sealing)의 세 가지가 지적되고 있다[2].

감염의 정도

지금까지 보고되어 온 치수재혈관화술 성공례의 대부분은 중심 결절의 파절 등으로 인한 외상 치아에 대해 시행되어 온 것이다. 결절의 파절과 같은 외상 치아에서도 치수감염이나 치수괴사가 일어나고 있다고 생각되지만, 몇 년~십수 년의 경과가 있는 우식·치수염으로부터 발생한 감염 근관 치아는 치수감염의 정도나 혈관재생이 일어나기 쉬운 정도의 측면에서도 분명히 다르다. 따라서 감염 근관 치아에서는 앞에서 서술한 '고려해야 할 포인트'의 '(1) 근관 안의 소독·제균을 철저히 할 것'이 매우 어려울 것으로 예상된다. **감염 근관 치아에서는 치수감염이나 치수괴사가 치수 전체로 퍼져 혈관재생은 거의 기대할 수 없다.** 한편 외상 치아에서는 치수감염이나 치수괴사가 일어나도 그 정도는 가벼워 혈관재생도 기대할 수 있다.

치근 미완성 치아·근첨공의 개구

치근 미완성 치아를 이식·재식한 경우는 조건이 더 유리하다. 이식·재식으로 혈류 공급이 중단되어 치수괴사가 일어나는 일은 있지만 치수감염의 가능성은 매우 낮다. 치수재혈관화술의 기초적인 뒷받침이 된 Skoglund 등의 실

표 16–1. 치근 미완성 치아의 치수재혈관화술에서 조건의 차이. 외상 치아, 감염 근관 치아, 이식·재식 치아로부터 살펴본 치수감염, 치수괴사, 혈관재생, 성공률의 차이.
*참고문헌 5에서 인용

	치수감염	치수괴사	혈관재생	성공률
외상 치아	+	+	+	중간
감염 근관 치아	++	++	−	낮음
이식·재식 치아	−	±	++ (80~90%)	높음

험에서는 실험을 시작할 때 약 4개월 된 개의 치근 미완성 소구치를 사용해 재식 또는 이식에 의한 혈관의 변화를 microangiography로 관찰했는데, 발거한 치아를 멸균 등장(isotonic) 생리 식염수 안에서 보존해 10분 이내에 재식·이식하고 있다[3]. 이것은 치근막 보존의 관점에서도 이상적인 처치라고 할 수 있다.

또한 Andreasen은 재식 치아의 치수 치유를 검색한 연구에서, 근첨공이 열려 있었던 110개 치아 중 94개 치아에서 혈관재생(치수재혈관화)이 일어났다고 보고했다[4].

이상의 사실로부터 Huang 등이 주장하고 있는 것처럼 외상 치아의 치수재혈관화술과 감염 근관 치아의 치수재혈관화술은 분명히 구별되어야 한다고 생각한다[5]. 또한 이식·재식 치아의 치수재혈관화술은 혈관재생의 확률이 높아도 증례로서는 드물어서, 특수한 조건에서 일어나는 치유로 이해하는 것이 좋을 것이다(**표 16-1**).

참고문헌

1. 下野正基. リバスクラリゼーションの病理学的考察. the Quintessence 2016；35(7)：1588 - 1605.
2. Bezgin T, Sönmez H. Review of current concepts of revascularization/revitalization. Dent Traumatol 2015；31：267 - 273.
3. Skoglund A, Tronstad L, Wallenius K. A microangiographic study of vascular changes in replanted and autotransplanted teeth of young dogs. Oral Surg Oral Med Oral Pathol 1978；45：17 - 28.
4. Andreasen JO, Borum MK, Jacobsen HL, Andreasen FM. Replantation of 400 avulsed permanent incisors. 2. Factors related to pulpal healing. Endod Dent Traumatol 1995；11(2)：59-68.
5. Huang GT, Lin LM. Letter to the editor: comments on the use of the term "revascularization" to describe root regeneration. J Endod 2008；34：511-512.

근관치료학 17

치수재혈관화술 ⑨

질문 치수재혈관화술 처치 후의 변화는 '재생'입니까, '수복'(상처치유)입니까?

대답 **치수재혈관화술 처치 후 근첨부에서 일어나는 치유는 '재생'이 아니라 '수복'(상처치유)입니다.**

【자세한 설명과 근거(evidence)】

상아아세포나 Hertwig 상피초가 남아 있어 근첨공을 폐쇄하고, 상아질의 형성으로 근관이 협착했으면 '재생'이 일어났다고 생각할 수 있다.

한편 근관 안에 백악질이나 뼈조직이 형성되었으면 본래는 상아질이 형성되어야 하는 부위에 백악질이나 뼈조직이 형성되었으므로 '치환에 의한 치유', 다시 말해서 '수복'(상처치유)이 일어났다고 생각해야 한다[1]. 그러나 인공적인 재료가 아니라 환자 자신의 세포에 의해 만들어진 백악질 또는 뼈조직으로 근관 안이 채워지기 때문에 '수복'이라고는 해도 임상적으로는 '재생'에 뒤떨어지지 않는(비교해도 손색이 없는) 치유의 모습이라고 말할 수 있다.

재생과 수복

재생과 수복의 차이는 **그림 17-1**과 같다[2][더 자세한 사항은 치주학 41(1권 77쪽) 참조].

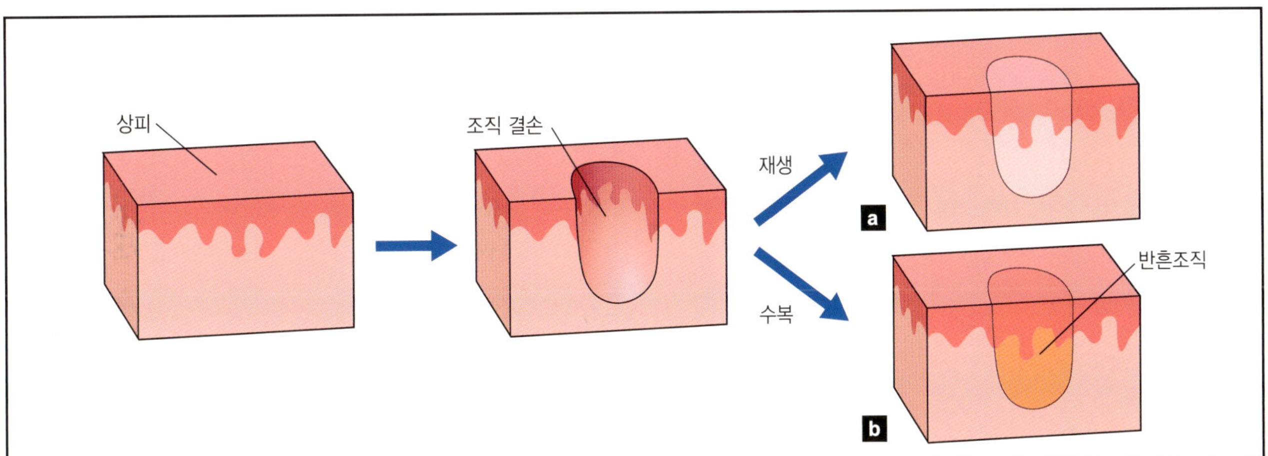

그림 17-1. 재생과 수복을 보이는 모식도. 재생이란 조직 결손이 원래의 세포와 같은 세포로 완전히 원래의 상태로 회복되는 상태를 말한다. 수복이란 조직 결손의 일부가 다른 조직(반흔조직)으로 치환되어 치유되는 것을 말한다. a: 재생, b: 수복. *참고문헌 2에서 변경 인용.

참고문헌

1. 下野正基. リバスクラリゼーションの病理学的考察. the Quintessence 2016 ; 35(7) : 1588 - 1605.
2. 下野正基. やさしい治癒のしくみとはたらき. 東京 : 医歯薬出版, 2013 : 96 - 98.

근관치료학 18

치수재혈관화술 ⑩

질문 (근관 안에) 형성된 백악질은 어떻게 됩니까?

대답 나이가 들어가면서 백악질은 계속 첨가됩니다. 뼈조직처럼 개조(remodeling)를 통해 흡수되는 일은 없습니다.

【자세한 설명과 근거(evidence)】

일반적으로 백악질은 계속 첨가된다. 근관 안에 과다 형성된 백악질이 나중에 장기적으로 어떤 운명을 걸을지는 불분명하다[1](**그림 18-1**). 그러나 뼈조직이 형성된 경우는 치아유착(ankylosis)을 거쳐 치환성 흡수가 일어날 가능성이 있다.

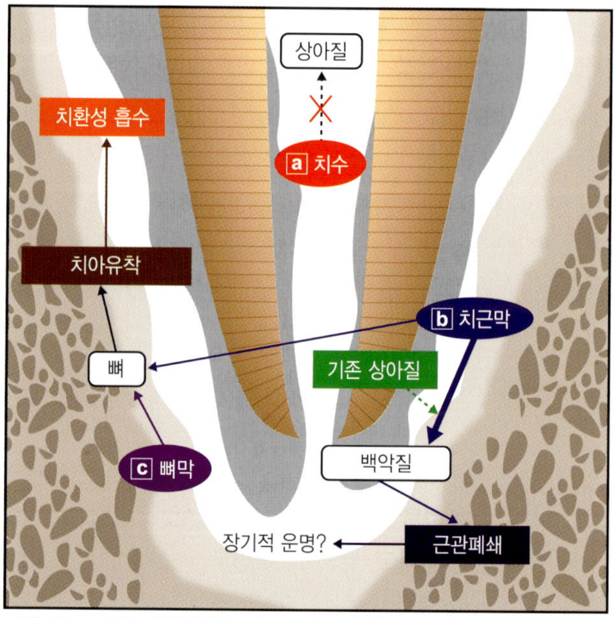

그림 18-1. 치수재혈관화술 후의 경조직 형성. 근첨부에 경조직을 형성할 수 있는 것은 치수(a), 치근막(b), 뼈막(c)의 세 가지이다. 이 중 치수는 남아 있지 않으므로 상아질은 형성되지 않는다. 치근막으로부터는 뼈와 백악질이 형성되는데 치수재혈관화술 후에 형성되는 것은 대부분 백악질이다. 보통 나이가 들어 가면서 백악질은 첨가되지만 뼈처럼 개조를 통해 흡수되는 일은 없다. 뼈가 형성된 경우는 치아유착을 거쳐 치환성 흡수가 일어날 가능성이 있다. 근관 안에 과다형성된 백악질은 근첨공뿐만 아니라 근관을 폐쇄하지만 장기적으로 어떤 운명을 걸을지는 불분명하다. *참고문헌 1에서 변경 인용.

백악질의 첨가

교합 기능을 영위하고 있는 치아는 물론 매복치에서도 나이가 들어 가면서 백악질은 첨가된다. 백악질이 첨가되는 것은 치근막과의 섬유성 부착에 필요한 활성이 높은 백악질을 유지하기 위해서라고 생각된다.

백악질의 기능

백악질의 기능은 다음과 같다.

① 샤피섬유를 통해 치아를 이틀뼈에 고정시키는 것(주로 무세포성 백악질이 관여)

② 치근의 외부 흡수, 치근파절, 치근단 절제 후의 근첨공폐쇄 등 치주조직의 항상성을 유지하는 것(주로 세포성 백악질이 관여)

참고문헌

1. 下野正基. リバスクラリゼーションの病理学的考察. the Quintessence 2016 ; 35(7) : 1588 - 1605.

근관치료학 19

발수와 치질의 강도

질문

(치질 강도와 관련해) 발수해도 치질 안의 수분량이 줄어들지 않는다는 보고도 있는데, 발수하면 치질 안의 수분량이 정말로 줄어듭니까?

대답

발수해도 상아질 안의 수분이 줄어드는 일은 없고 상아질이 물러지는 일도 없다고 보고되어 있습니다.

【자세한 설명과 근거(evidence)】

근관치료를 시행한 치아와 생활치의 상아질에 포함된 수분의 비율을 검색한 Papa 등의 연구에는 "근관치료 치아의 수분 함유가 12.1%이고 생활치는 12.35%로, 둘 사이에 유의한 차이는 없다."라고 기록되어 있다[1].

근관치료를 받은 치아의 상아질과 생활치 상아질의 생체역학적 특성[펀칭 전단 강도(punching shear strength), 인성(toughness), 경도(hardness), 파절 하중(load to fracture)]을 비교 검토한 연구에서는 생활치가 아주 조금(3.5%) 강했다는 결과를 얻을 수 있었지만, **둘 사이에 유의한 차이가 없었다는 점으로부터 근관치료 처치로 치아가 물러지는 일은 없다**고 결론짓고 있다[2].

또한 Huang 등은 유수치 54개 및 무수치 24개로부터 합계 262개의 상아질 시료를 제작하고 압축(compression), 간접적 신장(indirect tensile) 및 충격시험(impact test)을 시행했다. 그 결과 상아질의 탈수로 인해 영률(Young's modulus), 압축할 때의 비례 한도(proportional limit in compression), 압축 및 신장할 때의 최대 강도(ultimate strength in both compression and tension)가 증가했다고 한다. 이러한 사실로부터 **근관치료 후의 탈수로 상아질 그 자체가 압축과 신장에 대해 물러진다는 지금까지의 학설은 부정된다**고 보고했다[3].

Reeh 등은 42개의 발거치를 이용해 근관치료 및 치관수복 처치가 치아의 강도를 저하시키는지 검색했다. 그 결과 **근관치료에 의해 발생하는 강도 저하는 불과 5%에 지나지 않고** 특히 **변연융선의 손상이 없는 경우에는 강도 저하를 일으키는 일이 없다**고 보고했다[4].

이러한 사실로부터 **"근관치료에 의해 치아의 수분은 줄어들지 않고 상아질이 물러지는 일은 없다."**라고 할 수 있다.

그러나 "그러니까 계속해서 발수해도 된다."라는 단순한 이야기는 성립하지 않는다. 발수로 인해 치아의 수분이 줄어들지 않고 상아질도 물러지지 않는 것은 분명하지만 발수는 (1) 경고 신호로서의 치통(생체에 위험을 알리는 알람 기구)의 상실, (2) 발수의 실패, (3) 치관측으로부터의 누출, (4) 수직성 치근파절(치아의 종류나 근관형성에 기인함)[6], (5) 심미성의 상실 등과 같은 위험을 가져온다[5]. 그 때문에 "발수하지 않고 되도록 치수는 보존하자."라는 것이 치수 처치의 국제적인 조류이다.

참고문헌

1. Papa J, Cain C, Messer HH. Moisture content of vital vs endodontically treated teeth. Endod Dent Traumatol 1994 ; 10(2) : 91 - 93.
2. Sedgley CM, Messer HH. Are endodontically treated teeth more brittle? J Endod 1992 ; 18(7) : 332 - 335.
3. Huang T-JG, Schilder H, Nathanson D. Effects of moisture content and endodontic treatment on some mechanical properties of human dentin. J Endod 1992 ; 18 : 209 - 215.
4. Reeh ES, Messer HH, Douglas WH. Reduction in tooth stiffness as a result of endodontic and restorative procedures. J Endod 1989 ; 15 : 512 - 516.
5. 須田英明. 歯髄喪失の悲劇. In：須田英明, 興地隆史, 中村 洋, 吉山昌宏・編著. 失敗しない歯髄保存療法. 東京：クインテッセンス出版, 2006.
6. 吉岡隆知, 吉岡俊彦, 花田隆周, 石村 瞳, 須田英明. 垂直性歯根破折の原因に関する研究. 日歯内療誌 2014 ; 35(2) : 61 - 69.

근관치료학 20

근첨조직

질문 '근첨조직'은 치근막조직과 같습니까?

대답 **'근첨조직'은 피하의 혈관결합조직과 같아서 풍부한 세포 성분과 세포외기질이 있는 치근막조직과는 다릅니다.**

【자세한 설명과 근거(evidence)】

'근첨조직'은 혈관, 신경, 림프관 및 소량의 섬유성 결합조직으로 구성되어 있고, 피하 혹은 점막하의 혈관결합조직과 같은 특성이 있다고 생각된다[1](**그림 20-1**).

한편 치근막은 (1) 섬유아세포, 골아세포, 백악아세포 등의 세포 성분, (2) 콜라겐섬유 등의 세포외기질, (3) 그 밖에 혈관, 림프관, 신경으로 구성되어 있다.

다시 말해서 치근막에는 '근첨조직'에 비해 더 많은 세포 성분 및 세포외기질이 있다. 이들에 의해 치근막조직의 활발한 조직대사가 유지되고 있다. 예를 들면, 치근막의 콜라겐 교대는 피하조직의 콜라겐 교대보다 15배 빠른 것으로 알려져 있다[2](1권 38쪽 치주학 18 참조). 치근막에는 반흔조직(scar tissue)이 형성되지 않지만 **피하의 혈관결합조직과 같은 특성을 가지는 '근첨조직'에는 근첨주위반흔조직(apical scar tissue)이 형성**되는 이유가, 이처럼 치근막조직에서 콜라겐의 교대가 빠른 것 때문이라고 생각된다[1].

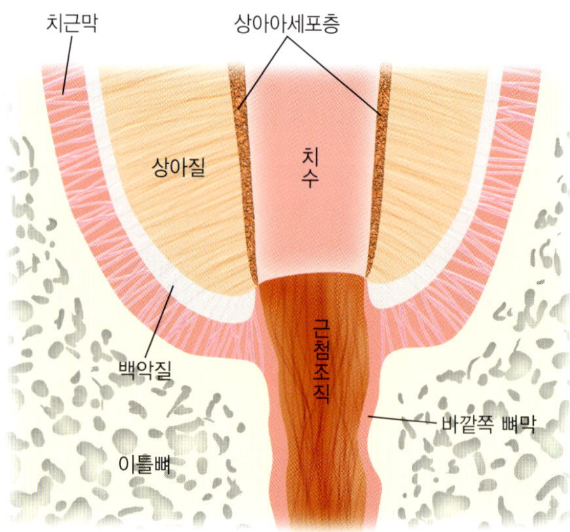

그림 20-1. 근첨조직을 보이는 모식도. 근첨조직은 혈관, 신경, 림프관 및 소량의 섬유성 결합조직으로 구성되어 있고 피하 또는 점막하의 혈관결합조직과 같다. 풍부한 세포 성분 및 세포외기질이 있는 치근막이 활발한 조직대사를 유지하고 있는 것과 달리 근첨조직의 활성은 낮다. 근첨조직은 치수·치근막·바깥쪽 뼈막으로 둘러싸여 있는데, 조직학적으로 치수·치근막·바깥쪽 뼈막과 근첨조직 사이에 명확한 경계는 없다. *참고문헌 3에서 변경 인용.

참고문헌

1. 下野正基, 飯島国好. 治癒の病理：エンド・ペリオの臨床のために. 東京：医歯薬出版, 1988.
2. 下野正基. 新編治癒の病理. 東京：医歯薬出版, 2011：186 - 294.
3. 下野正基. 病理からみた根尖病変. In：木ノ本喜史・編. 根尖病変. 東京：ヒョーロンパブリッシャーズ, 2013：9 - 22.

근관치료학 21

근첨염증의 확산

질문 근첨염증의 확산에 방향성은 있습니까?

대답 **염증은 혈관결합조직으로 퍼집니다. 근첨농양은 (1) 혀밑공간, (2) 턱밑공간, (3) 구개, (4) 뺨공간, (5) 상악동, (6) 구강전정으로 퍼집니다(그림 21-1).**

【자세한 설명과 근거(evidence)】

병리학적으로 염증의 기본은 순환장애와 삼출(혈액 성분이 혈관 외로 나오는 것)이다[1]. 급성 염증으로 대표되는 것처럼 순환장애와 삼출이 기본이라면 염증은 반드시 혈관결합조직으로 퍼진다. 혈관이 없는 조직에는 염증이 일어나지 않기 때문이다. 뼈조직·근육조직을 피해 소성 결합조직으로 파급하는 경향이 있다고 할 수 있다.

한편 임상적으로 생각하면 염증이 진행해 만성으로 이행하고 **근첨 주변에 고름이 차면 이 고름은 주위의 뼈를 뚫고 해부학적인 공간을 따라 퍼져, 해부학적으로 가장 저항이 적은 부위가 배농로가 된다.**

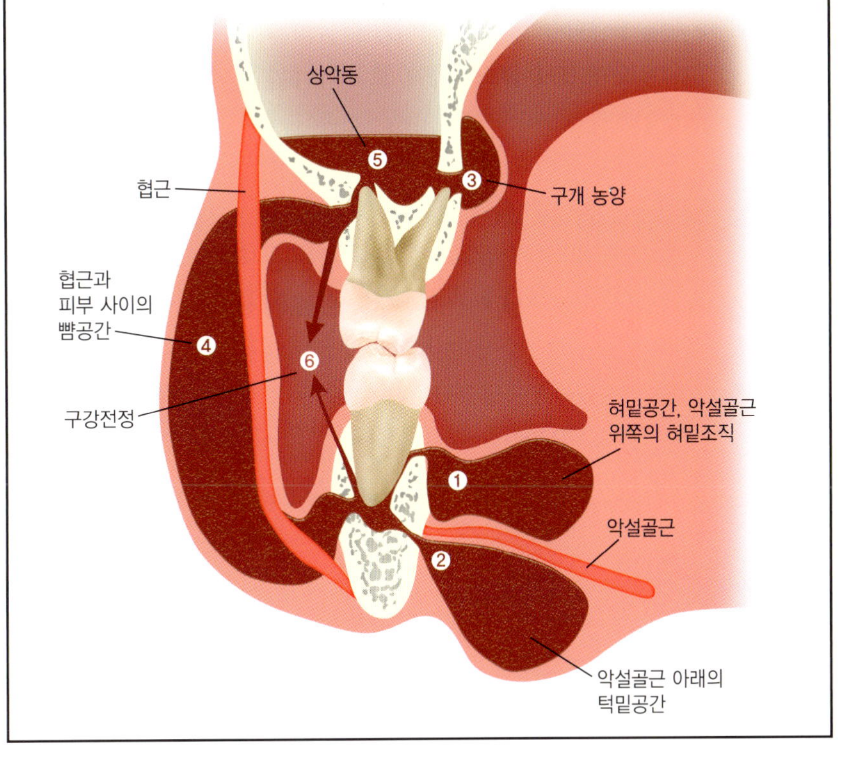

그림 21-1. 근첨농양이 퍼지는 경로.
❶ 혀밑공간(악설골근 위쪽의 혀밑조직)
❷ 턱밑공간(악설골근 아래의 조직)
❸ 구개
❹ 뺨공간(협근과 피부 사이)
❺ 상악동
❻ 구강전정
*참고문헌 2에서 변경 인용.

참고문헌

1. 下野正基. 新編治癒の病理. 東京：医歯薬出版, 2011：84.
2. 須田英明・総監訳. Bergenholtz G, Horsted-Bindslev P, Reit C 編・著. バイオロジーに基づいた実践歯内療法学. 東京：クインテッセンス出版, 2007：153.

근관치료학 **22**

전기치수검사

질문

방사선사진으로 분명한 근첨병변을 확인할 수 있고 치조루(fistula/sinus tract)로부터 배농도 볼 수 있지만, 전기치수검사에는 생활력이 있다고 반응하는 증례를 보기 드물게 경험합니다. 이때 치수는 어떤 상태입니까?

대답

세 가지의 가능성을 생각할 수 있습니다. (1) 치수조직과 치수 안의 신경(특히 Aβ섬유)이 살아 있을 때, (2) 치수조직은 괴사했지만 치수 안의 신경은 살아 있을 때, (3) 치수조직과 치수 안의 신경은 죽었지만 치근막의 신경(특히 Aβ섬유)이 전기자극에 반응했을 때입니다.

【자세한 설명과 근거(evidence)】

치수의 전 통각과 Aβ섬유

치수에 전기치수검사 등의 전기자극을 가했을 때 발생하는, 통각과는 다른 불쾌한 감각을 '전 통각(prepain)'이라고 한다. 전기자극에 의한 치수의 이러한 감각은 대뇌피질에서 지각·인지되는 것이 원숭이나 고양이를 사용한 실험으로 밝혀지고 있었지만, 사람에게도 이러한 심부압각을 관장하는 신경섬유가 존재하는지는 오랫동안 불분명했다. Kubo 등은 뇌자도(magnetoencephalography) 계측(비침습성 뇌 기능 이미지 처리법)을 이용해 전 통각과 관련한 Aβ섬유가 사람 치수 안에도 있다는 사실을 밝혔다[1-3].

Aβ섬유의 특징은 **표 22-1**과 같다[4]. 다시 말해서 상아질 지각과민에 관련한 Aδ섬유보다 굵고 전도속도도 빠르며, 촉각과 압각을 전달하는 기능을 가진 것이 특징이다.

치수에 분포하는 신경은 Aδ섬유(날카로운 통증과 관련한 구심성 지각신경)와 C섬유(둔한 통증과 관련한 지각신경·원심성 자율신경)가 있다고 알려져 왔다[5]. 그러나 여기에 Aβ섬유(전기자극에 의한 촉각·압각을 전달하는 신경)가 추가되었다[6,7].

표 22-1. 신경섬유의 유형, 기능, 지름, 전도속도

유형	기능	지름(㎛)	전도속도(m/s)
Aα	운동 뉴런, 구심성 감각	12~20	70~120
Aβ	촉각과 압각의 전달	5~12	30~70
Aδ	통각, 온도 감각, 촉각의 전달	2~5	12~30
C	대부분은 통각의 전달	0.4~1.2	0.5~2.5

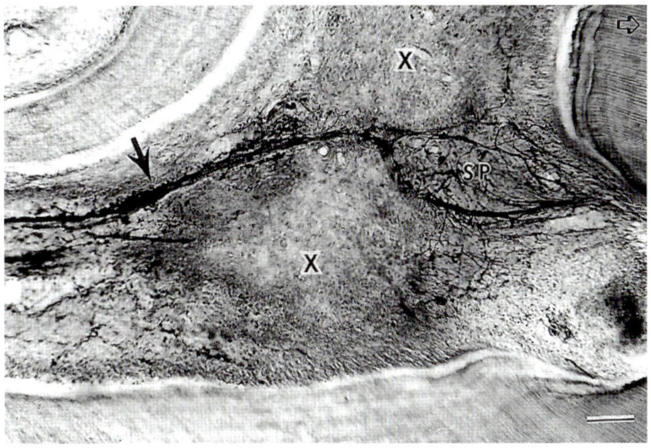

그림 22-1. 괴사 치수 안에 남아 있는 신경섬유. CGRP(칼시토닌 유전자 관련 펩타이드) 면역 염색. 괴사 진원지(X)의 중앙을 주행하는 굵은 신경섬유는 CGRP에 양성을 나타내고 있다(화살표). ＊참고문헌 9에서 인용.

전기치수검사

전기치수검사(electric pulp test; EPT)란 법랑질 표면에 전극을 접촉하고 5~50μA 정도의 미약한 전류를 흘려 환자의 주관에 의한 위화감이나 통증을 지표로 치수의 생사를 판단하는 진단법이다. 그러나 이 방법은 절대적인 것이 아니고 치수질환을 자세히 감별진단할 수도 없다. 전기치수검사 결과 '정상치로 반응한다'는 것이 정말로 '정상이다'라는 의미가 되지는 않는다. 단지 치수가 살아 있다(생활력이 있다)는 것을 의미하는 것에 불과하므로 전기치수검사 결과를 과대평가하지 않도록 유의한다.

전기치수검사에서 주의해야 할 것으로 (1) 심박조율기(pacemaker) 장착 환자에게는 금기, (2) 전극의 접촉은 건전한 법랑질에서 시행할 것, (3) 전류의 누출을 피하기 위해 전극의 접착 위치는 치은에서 떨어질 것, (4) 다근치에서는 각각의 치근에 대해서 검사할 것, (5) 습성 괴사(damp necrosis)의 치수에서는 생활력이 있는 치수로 오진하기 쉽다, (6) 치수 일부가 생활력이 있는 경우는 생활치로 진단될 수 있고 실활치로도 진단될 수 있다, (7) 대량의 제3상아질 형성으로 치수가 퇴축하고 있는 경우는 실활치로 오진할 수 있다 등을 들 수 있다[8].

왜 전기치수검사에 반응하는가?

실험적으로 치수괴사를 일으켜 그 후 치수 안의 신경 반응을 조사한 연구에 의하면 상해를 받은 치수는 시간이 지나면서 발아해 재생하는 것이 밝혀졌다[6,9]. 동시에 광범위에 이르는 괴사 진원지의 중앙에 굵은 신경이 남아 있다는 사실로부터, 신경은 감염·상해에 대해 강한 저항성을 가지고 있다고 생각된다(**그림 22-1**). 따라서 비록 **치수가 넓은 범위에 걸쳐 괴사에 빠져 근첨병변, 누공, sinus tract를 형성하고 있어도 신경이 맨 마지막까지 남아 있을 가능성이 있는** 것이다.

직접적인 근거는 없지만 전기치수검사에 반응한 것은 치수 안의 신경이 아니라 치근막 안의 Aβ섬유일 가능성도 배제할 수 없다. 전극이 치은에 가까운 부위의 법랑질에 접촉하면 전류가 치은으로부터 누출해 치근막의 Aβ섬유를 자극한다고 추측된다.

참고문헌

1. Kubo K, Shibukawa Y, Shintani M, Suzuki T, Ichinohe T, Kaneko Y. Cortical representation area of human dental pulp. J Dent Res 2008；87：358 - 362.
2. 久保浩太郎, 別所央城, 田村洋平, 潮田高志, 加藤 隆, 渋川義幸. 歯髄・象牙質感覚および口腔感覚の脳における情報処理：神経生理学から臨床歯科医学へ. 日本歯科評論 2010；70(11)：127 - 135.
3. 渋川義幸, 津村麻記, 市川秀樹, 佐藤正樹, 黒田英孝, 笠原正貴, 一戸達也, 田崎雅和. 象牙質／歯髄複合体の侵害受容機構と象牙芽細胞機能. 日本歯科評論 2010；70(10)：103 - 114.
4. 須田英明・総監訳. Gunnar Bergenholtz, Preben Horsted-Bindslev, Claes Reit 編・著. バイオロジーに基づいた実践歯内療法学. 東京：クインテッセンス出版, 2007：50.
5. 脇田 稔, 前田健康, 山下靖雄, 明坂年隆・編. 口腔組織・発生学. 東京：医歯薬出版, 2006.
6. Byers MR, Narhi MVO. Nerve supply of the pulpodentin complex and responses to injury. In：Hargreaves KM, Goodies HE, eds. Seltzer & Bender' s Dental Pulp. Chicago：Quintessence publishing, 2002：151 - 179.
7. 下野正基. 新編治癒の病理. 東京：医歯薬出版, 2011：201 - 203.
8. 五十嵐勝, 北島佳代子, 新井恭子. 歯髄の検査法. In：木ノ本喜史・編. 抜髄 Initial Treatment：治癒に導くための歯髄への臨床アプローチ. 東京：ヒョーロンパブリッシャーズ, 2016：73 - 90.
9. Byers MR, Taylor PE. Reactions of dental sensory innervation to injury and inflammation. In：Inoki R, Kudo T, Olgart LM, Eds. Dynamic Aspects of Dental Pulp. Molecular biology, pharmacology and pathophysiology. London：Chapman snd Hall, 1990：425 - 444.

근관치료학 **23**

근첨폐쇄

질문

경조직에 의한 근첨폐쇄는 정말로 상아질·백악질·뼈 등의 생체 유래 조직입니까? 그러한 경조직이 근관 안과 근첨공 밖을 나누는 장벽으로 충분합니까?

대답

경조직에 의한 근첨공폐쇄는 상아질(상아질다리)·백악질·뼈 등의 생체 유래 조직에 의한 폐쇄입니다(그림 23-1).

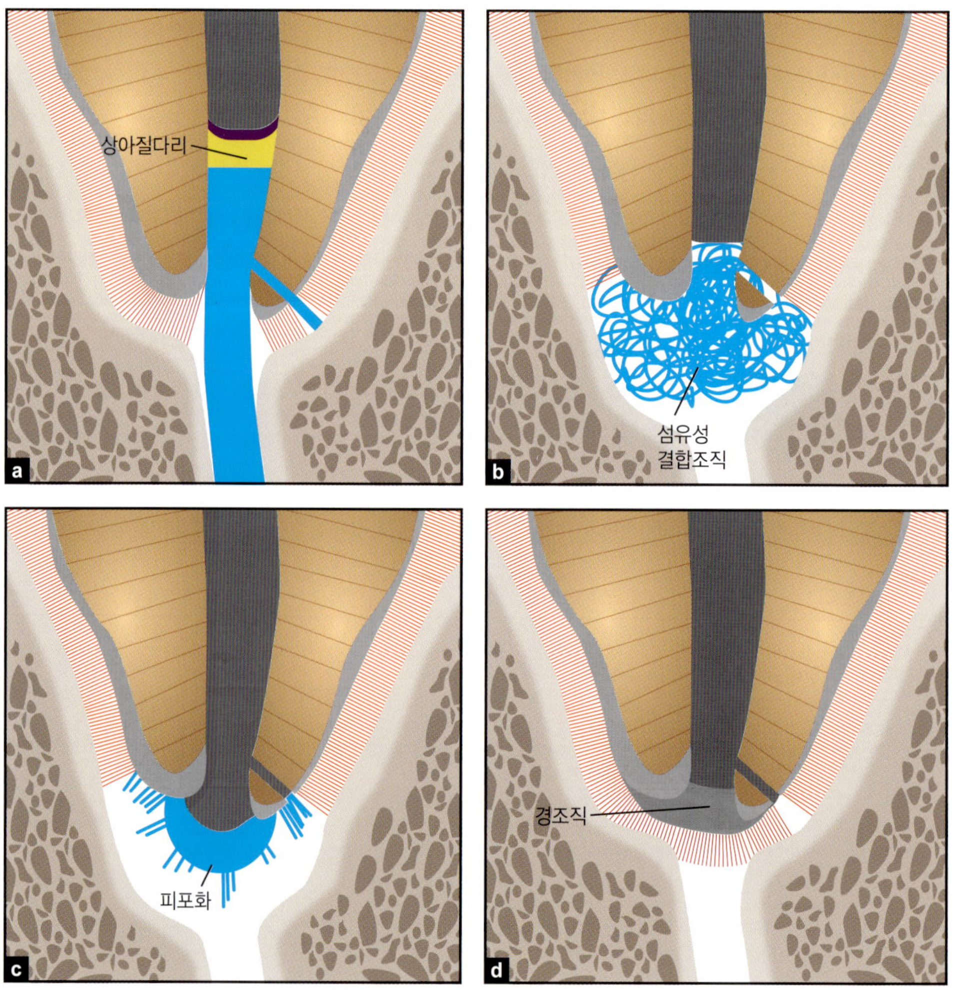

그림 23-1. 근관치료 후의 치유를 보이는 모식도.
a: 상아질다리의 형성.
b: 섬유성 결합조직에 의한 근첨 병변부의 보충.
c: 근첨 밖으로 유출한 충전재의 피포화.
d: 경조직(백악질)에 의한 근첨공의 폐쇄.
*참고문헌 4에서 변경 인용.

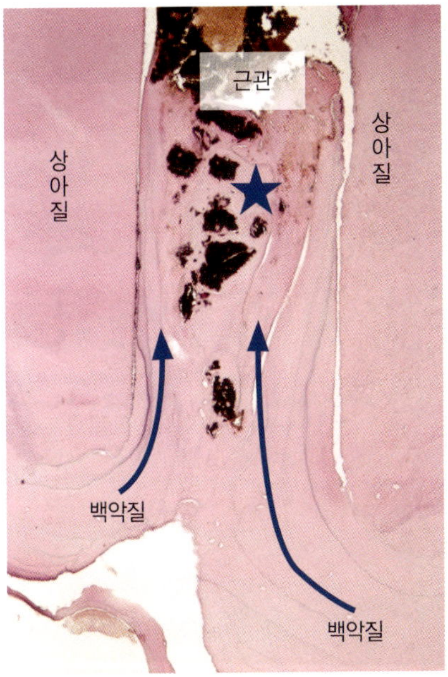

그림 23-2. 백악질에 의한 근첨공폐쇄를 보이는 조직상. 적절하게 근관이 충전되면 백악질에 의한 근첨공의 폐쇄가 일어난다. 가장 이상적인 치유 형태로 알려져 있다.

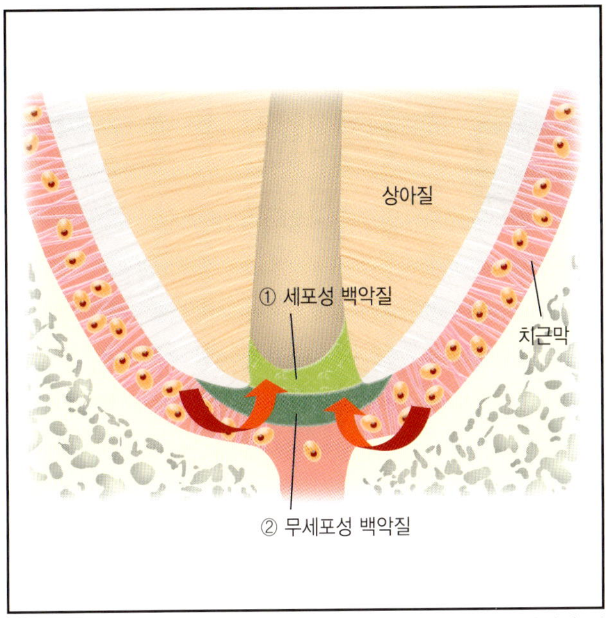

그림 23-3. 백악질에 의한 근첨공폐쇄를 보이는 모식도. 백악질에 의한 근첨공의 폐쇄는 ① 세포성 백악질이 먼저 신생되고, 그 표층에 ② 무세포성 백악질이 형성되어 치근막 섬유와의 부착이 확립된다. *참고문헌 1에서 변경 인용.

【자세한 설명과 근거(evidence)】

상아질에 의한 근첨공의 폐쇄

상아질에 의해 근첨공이 폐쇄되는 경우는 근관 안에 있는 치수조직이 '상아질다리'를 형성한다고 생각된다(**그림 23-1a**).

결합조직에 의한 근첨공의 폐쇄

섬유성 결합조직에 의해 근첨이 보충되는 경우는 '근첨주위반흔조직'(apical scar tissue)의 형성에 의한다고 생각된다(**그림 23-1b**).

충전재가 근첨 밖으로 유출하면 '피포화'가 일어난다(**그림 23-1c**).

백악질에 의한 근첨공폐쇄

경조직에 의한 근첨공의 폐쇄는 주로 백악질이 형성된 경우에 볼 수 있다[1](**그림 23-1d, 23-2**).

백악질에 의해 근첨이 폐쇄되는 경우 처음에 세포성 백악질(①)이 신생되고, 이어서 무세포성 백악질(②)이 형성된다. 백악질은 근관 안팎을 나누는 장벽으로서 충분하다고 생각된다[2,3](**그림 23-3**).

참고문헌

1. 下野正基. 新編治癒の病理. 東京：医歯薬出版, 2011：275 - 277.
2. 下野正基, 山村武夫, 雨宮　璋, 二階宏昌・訳. シュレーダー歯周組織. 東京：医歯薬出版, 1989.
3. Andreasen JO. Cementum repair after apicoectomy in humans. Acta Odont Scand 1973；31：211 - 221.
4. 下野正基. リバスクラリゼーションの病理学的考察. the Quintessence 2016；35(7)：1588 - 1605.

근관치료학 24

근첨부의 백악질 비후

질문

감염 근관 치아에서는 백악질의 비후가 그다지 일어나지 않는다고 하는데, 근첨부 백악질의 비후는 실활 전에 일어난 것으로 생각하는 것이 좋습니까? 혹은 감염과는 관계가 없는 기전입니까?

대답

백악질을 형성하는 백악아세포는 치근막과 백악질의 경계부에 있기 때문에 백악질의 형성·비후는 치수의 생사와 직접 관계하지 않는다고 생각됩니다(그림 24-1).

【자세한 설명과 근거(evidence)】

생리적인 백악질 비후는 나이가 들어감에 따라 일어나는 변화이다. 그 증거로 매복치나 대합치가 없어 교합 기능을 영위하지 않은 치아에서도 백악질의 비후는 볼 수 있다.

백악질의 기능

백악질의 기능은 (1) 샤피섬유를 통해 치아를 이틀뼈에 고정시키는 것(주로 무세포성 백악질이 관여), (2) 치주조직의 항상성을 유지하는 것(주로 세포성 백악질이 관여)이다. (2)의 항상성 유지로서 치근 외부 흡수의 억제, 치근파절 후의 수복, 치근절제 후의 근첨공폐쇄 등 백악질의 수복 과정에서 중요한 역할을 담당한다.

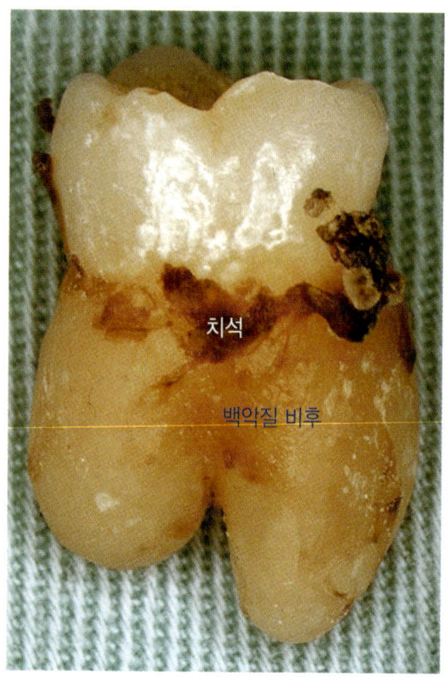

그림 24-1. 백악질 비후가 있는 발거 치아. 백악질 비후는 치근 전체에 이르고 있다. 치경부에는 검은색 부착물로서 치석이 보인다.

표 24-1. 무세포성 백악질과 세포성 백악질

무세포성(외부성 섬유성) 백악질	세포성(혼합 중층성) 백악질
• 세포를 포함하지 않는 백악질 • 샤피섬유의 다발로 구성됨 • 두께는 약 30~230㎛ • 치근의 치경측 1/3 부분에 존재 • 섬유아세포와 Hertwig 상피초 유래의 백악아세포에 의해 형성 • 엠도게인 적용으로 형성	• 세포를 포함한 백악질 • 샤피섬유·고유 섬유를 포함 • 백악질의 층이 몇 개 층에서 수십 층 • 두께는 100~1,000㎛ • 근첨측 1/3 및 치근분지부에 존재 • 섬유아세포와 치소낭 유래의 백악아세포에 의해 형성 • GTR 적용으로 형성

무세포성 백악질과 세포성 백악질

무세포성 백악질과 세포성 백악질의 특징을 비교하면 **표 24-1**과 같다[1].

치수의 생사, 감염, 염증과의 관련

백악질을 형성하는 백악아세포는 치근막과 백악질의 경계부에 있기 때문에 백악질의 형성·비후는 치수의 생사와 직접 관계하지 않는다고 생각된다(**그림 24-1**).

근첨부의 비후는 교모로 상실한 공간을 보충하기 위해서 백악질이 첨가되는 것이라고 할 수 있지만 그 양은 미미하다.

염증 등 병적인 조건이 백악질 비후와 관련이 있는지는 불분명하다.

참고문헌

1. 下野正基. 新編治癒の病理. 東京：医歯薬出版, 2011；62：158-159.

근관치료학 25

근첨병변 ①

질문 근첨병변은 어떻게 생깁니까?

대답 근첨병변은 구강내 상주 세균의 기회감염으로 발생합니다. 상주 세균이 괴사 치수, 근관벽, 상아질 혹은 백악질에 정착하면 숙주의 방어 기구가 기능하지 않으므로 상주 세균이 쉽게 제거되지는 않습니다. 그 결과 세균은 병원성을 발휘할 수 있습니다. 괴사 치수에는 혈관이 없으므로 염증반응이 일어나지 않습니다(염증은 혈관결합조직에서 일어나는 생체방어반응이기 때문임). 숙주의 방어 반응은 혈관이 있는 근첨조직에서 일어납니다[1].
근첨병변은 '자연면역'(감염에 대한 염증반응: 초기)과 '획득면역'(감염을 억제하는 면역: 후기)의 변화로 파악할 수 있습니다(그림 25-1).

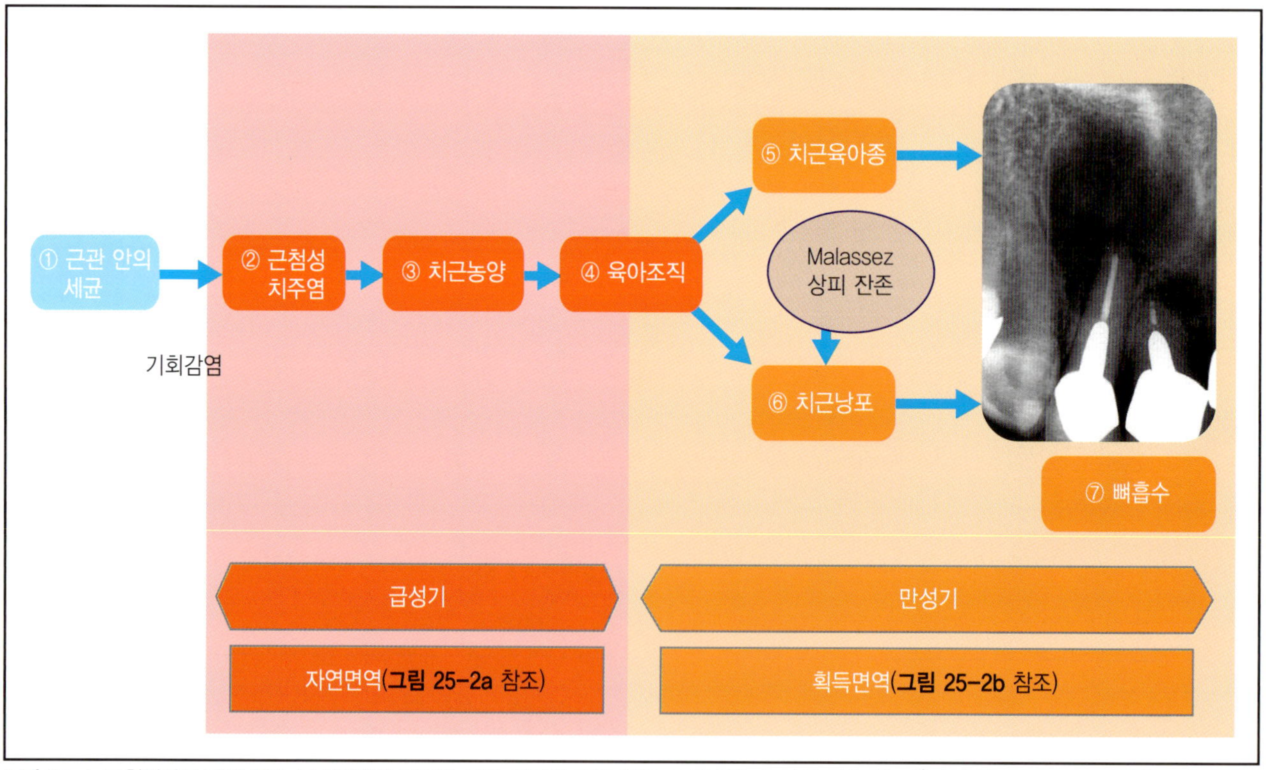

그림 25-1. 근첨병변의 발생 기전. 근첨병변은 구강내 상주 세균의 기회감염으로 발생한다. 괴사 치수에는 혈관이 없으므로 염증반응은 근첨조직에서 일어난다. 감염 초기(급성기)에는 '자연면역'(감염에 대한 염증반응)이 나타나고 형태학적으로는 '삼출' 기전으로서 파악된다. 감염 후기(만성기)에는 '획득면역'(감염을 억제하는 면역)이 나타나고 형태학적으로는 치근육아종, 치근낭포, 뼈흡수 등의 변화로 확인할 수 있다.

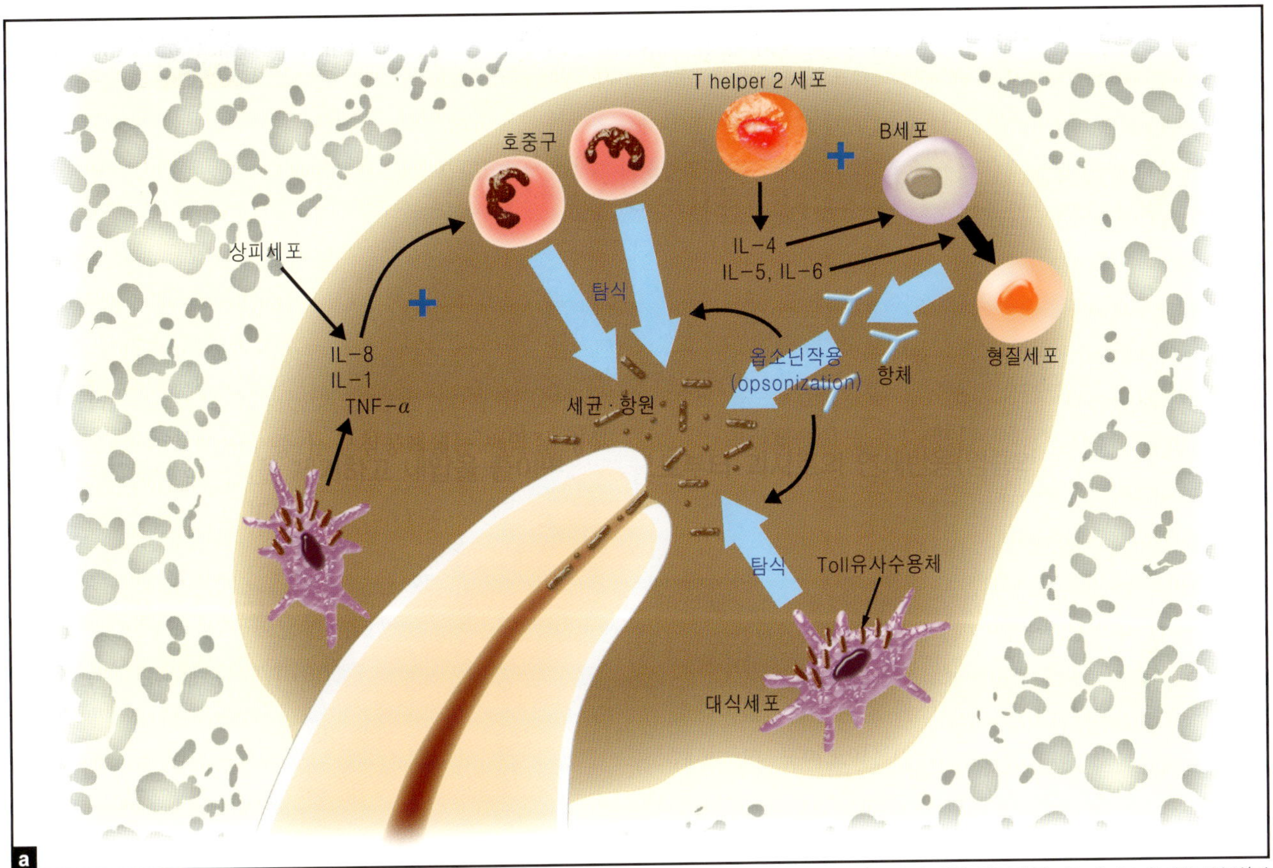

그림 25-2. 근첨병변은 감염 근관이 원인이 되어 발생하는 국소의 생체방어반응이다. a의 자연면역(감염에 대한 염증반응: 초기)과 b의 획득면역(감염을 억제하는 액성 면역: 후기)의 변화로서 파악할 수 있다. 파괴된 조직의 불완전한 치유를 나타내는 것이 특징이다. *참고문헌 2에서 변경 인용.

그림 25-2a. 근첨병변에서 일어나는 **자연면역**. 호중구나 대식세포 그리고 이어서 림프구, 형질세포의 침윤이 보인다. 자연면역은 세균을 포함한 비자기인 이물에 대한 비특이적인 응답으로, 병변 초기 및 급성기에서 중심적인 역할을 담당한다. 자연면역의 기전은 호중구나 대식세포 등의 탐식세포에 의한 세균의 직접적 배제나 세포 장해성 림프구의 일종인 NK세포에 의한 감염 세포의 배제가 기본이다.
IL: 인터루킨, TNF-α: 종양괴사인자 알파.
*참고문헌 2에서 변경 인용.

【자세한 설명과 근거(evidence)】

자연면역

'자연면역'의 기본적인 기전은 세균 등의 비자기(이물)에 대한 비특이적인 응답이다. 자연면역은 근첨병변의 초기 및 급성기에 중심적인 역할을 담당한다. 호중구나 대식세포 등의 탐식세포에 의한 세균의 직접적 배제나 NK세포(natural killer cell)에 의한 감염 세포의 배제가 일어난다(**그림 25-2a**).

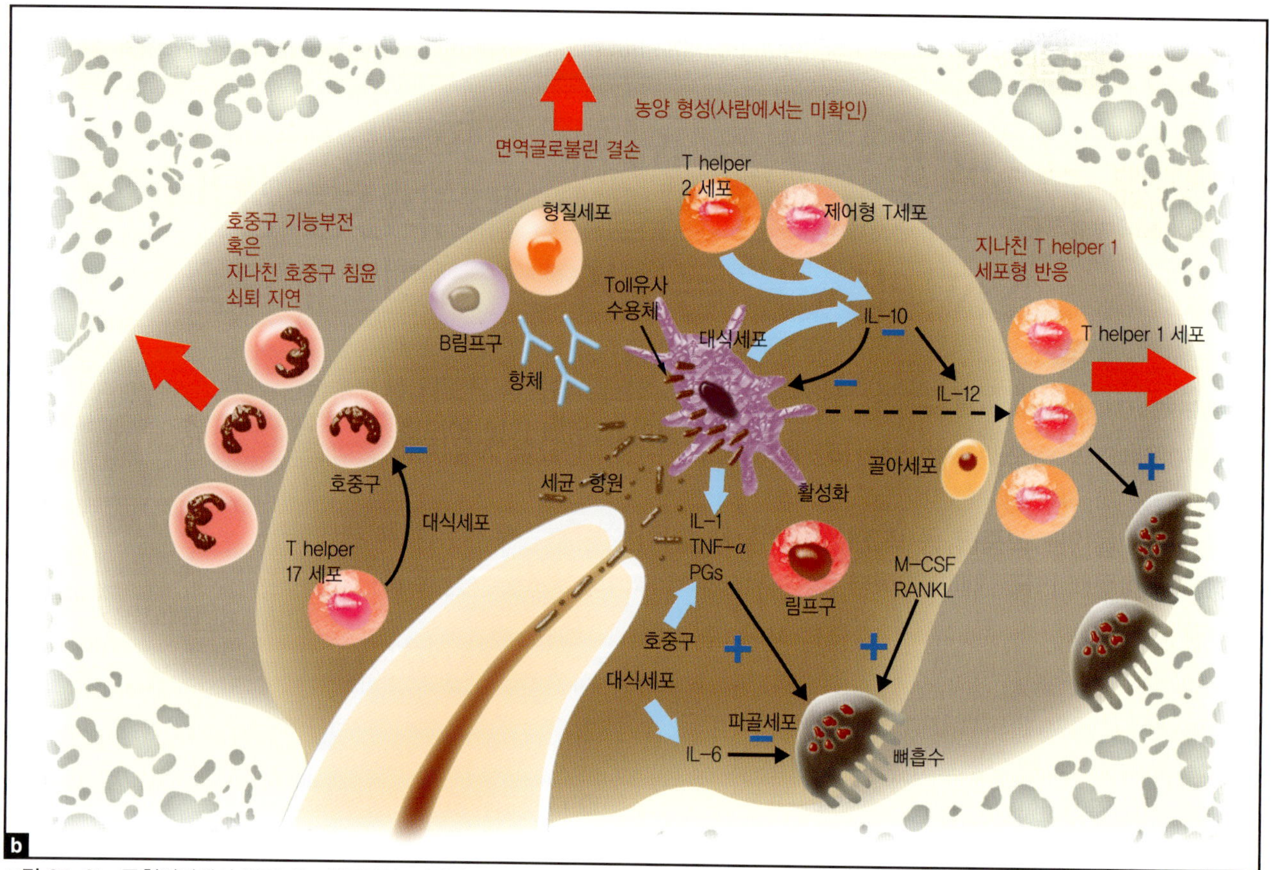

그림 25-2b. 근첨병변에서 일어나는 **획득면역**. 면역세포에 의한 뼈흡수를 동반한 근첨부 치주조직의 파괴를 볼 수 있다.
획득면역의 본질은 항원제시세포[대식세포, 수상세포(dentritic cell)] 및 B 림프구가 제시하는 항원 정보에 의해 특이적으로 증식한 T 림프구와 B 림프구가 항체(면역글로불린) 생산을 활성화하고 감염에 대항하는 것이다.
만성 근첨병변에서는 다수의 림프구, 대식세포, 호중구가 있지만, 이러한 세포가 사이토카인과 함께 대식세포의 활성화나 거기에 계속되는 뼈파괴를 조절하고 있다. 빨간색 굵은 화살표로 보이는 것처럼, 면역반응이 망가지면 근첨병변의 병세가 악화하는 것을 의미한다.
IL: 인터루킨, TNF-α: 종양괴사인자 알파, PG: 프로스타글란딘.
*참고문헌 2에서 변경 인용.

획득면역

'획득면역'은 하나하나의 항원에 대한 특이적인 응답으로, 근첨병변의 후기 및 만성기에 중요한 역할을 담당한다. 항원제시세포(대식세포·수상세포)가 제시하는 항원 정보에 의해 특이적으로 증식한 T 림프구와 B 림프구의 기능이고, 형질세포의 분화·항체 생산으로 감염에 대항하는 것이 본질적인 기전이다. '획득면역'에서는 림프구, 형질세포, 대식세포가 보인다[2](**그림 25-2b**).

참고문헌

1. 下野正基. 病理からみた根尖病変. In：木ノ本喜史・編. 根尖病変：治癒へ向けた戦略を究める. 東京：ヒョーロンパブリッシャーズ, 2013：9 - 22.
2. 佐々木元. 根尖病変の免疫病理. 歯界展望 2015；125：33 - 50.

근관치료학 26

근첨병변 ②

질문 근첨병변은 어떻게 조직이 파괴된 것입니까?

대답 근관 유래의 염증에 의해 근첨조직은 파괴되어 근첨병변이 형성됩니다.

【자세한 설명과 근거(evidence)】

근첨조직파괴의 원인으로 세균에 의한 직접적 인자와 숙주의 염증반응에 의한 간접적 인자를 생각할 수 있다. 직접적 인자로는 (1) 세균 유래의 프로테아제 등의 효소, (2) 세포 독성을 가지는 내독소 등을 들 수 있다. 간접적 인자로는 (1) 사이토카인, (2) 숙주 유래의 프로테아제 등의 효소를 들 수 있다[1,2].

근관 유래의 세균내독소, 괴사조직 등은 비자기이기 때문에 항원으로서 인식된다.

근첨조직파괴의 기전을 **그림 26-1**의 모식도로 나타내었다[3].

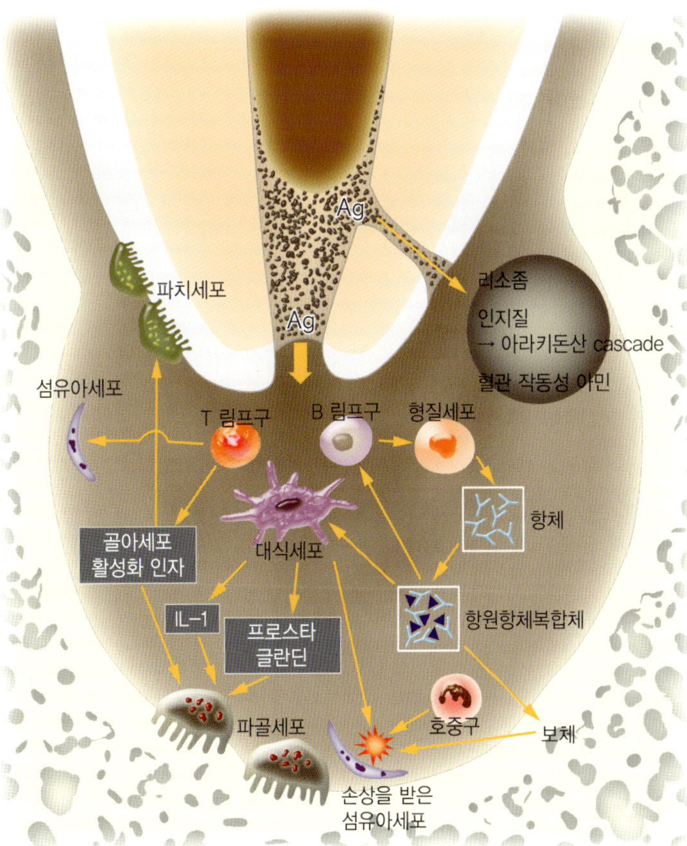

그림 26-1. 근첨조직에서 일어나는 조직파괴의 기전. 근관 유래의 염증에 의해 근첨조직은 파괴되어 근첨병변이 형성된다. 염증의 원인은 근관 안의 감염조직이나 괴사조직이며 이들은 먼저 삼출에 의한 염증을 일으키고 그 후 항원이 되어 면역반응을 일으킨다. 삼출 초기에는 호중구·대식세포의 탐식 능력이 뚜렷하고, 탐식세포에 의해 생산된 리소좀이 조직파괴에 관여한다. 삼출 후기에는 세포막에 포함되는 인지질이 아라키돈산 cascade를 거쳐 프로스타글란딘 및 류코트리엔을 생산한다. 한편 면역반응은 대식세포에 의한 항원제시가 계기가 되어 B세포의 형질세포로의 분화와 항체 생산, T세포 등에 의한 사이토카인의 생산이 일어난다. 뼈흡수는 T세포에 의해 만들어진 파골세포 활성화 인자, 대식세포에 의해 형성된 인터루킨·프로스타글란딘이 관여해 일어난다.
IL-1: 인터루킨 1.
*참고문헌 3에서 변경 인용.

참고문헌

1. 下野正基. 新編治癒の病理. 東京：医歯薬出版, 2011：248.
2. 下野正基. 病理からみた根尖病変. In：木ノ本喜史・編. 根尖病変. 東京：ヒョーロンパブリッシャーズ, 2013：9 - 22.
3. 下野正基・編. 口腔の病理. 東京：南山堂, 1993.

근관치료학 27

근첨병변 ③

질문 원래 '난치성 근첨병변'이라는 것이 있습니까?

대답 **생물학적 및 면역병리학적으로 보면 '난치성 근첨병변'으로서 특이적인 질환으로 분류되는 근첨병변은 없습니다.**

【자세한 설명과 근거(evidence)】

임상적으로 '난치성 근첨병변'으로 생각되는 증례는 다음의 원인을 생각할 수 있다[1].

근관의 복잡한 해부학적 형태

복잡한 근관[2](**그림 27-1**)은 발생기에 상아질이 혈관·신경 주변에 형성됨으로써 근관의 형태가 결정된다.

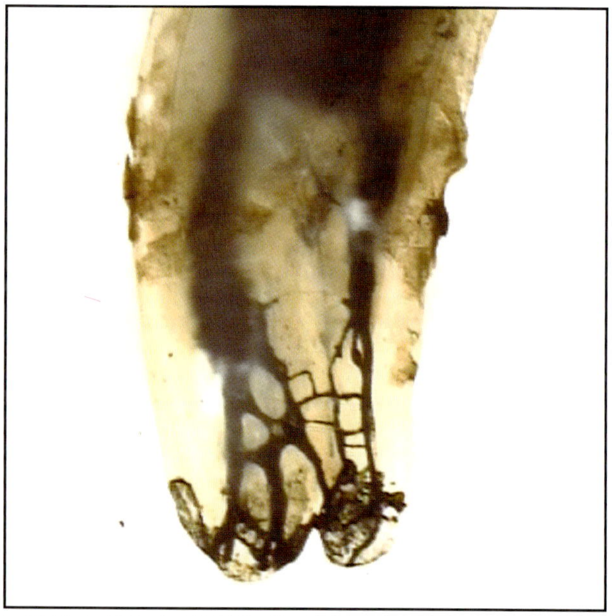

그림 27-1. 하악 제1소구치의 매우 복잡한 근관 형태를 보이는 투명 표본. 근관의 분지와 다수의 근관 측지로 인한 그물 모양 근관이다. 근관에 인디언 잉크를 넣었다. *Yoshioka Takatomo(吉岡隆知) 선생님(도쿄도 개업)의 문헌[2]에서 허가를 받아 옮겨 실음.

치료약에 저항성이 있는 세균

*Actinomyces*속(genus) 세균은 호중구 등에 의한 탐식·파괴 작용으로부터 도피하는 능력이 있으므로 치료에 저항을 보인다고 알려져 있다.

치료의 기술적인 문제

매우 어려운 기술이 필요하므로 근관치료에 성공하는 것은 힘든 일이다. 그러나 근래에는 현미경이 도입되어 기술적인 문제가 조금씩 해결되고 있는 것 같다.

전신 질환과의 관련 등

당뇨병 환자는 근첨병변의 이환율이 높다는 점이나 근관치료의 치료 효과가 나타나기 어렵다는 점이 지적되고 있다. 흡연·고혈압과 근첨병변과의 관계도 밝혀지고 있다[1].

참고문헌

1. 佐々木元. 根尖病変の免疫病理. 歯界展望 2015；125：33 - 50.
2. 吉岡隆知. 臨床に生かす根管解剖学. 1 根管形態研究の歴史と根管形態の特徴. the Quintessence 2018；37(1)：181 - 197.

근관치료학 28

근첨병변·뼈보충재

질문 근첨의 결손 부위에 뼈보충재를 사용해야 합니까?

대답 더 빠르고 더 많은 양의 뼈를 결손부에 재생시키고 싶은 경우에는 뼈보충재의 사용을 추천합니다.

【자세한 설명과 근거(evidence)】

뼈전도와 뼈유도

간엽계줄기세포(mesenchymal stem cell: 미분화 간엽세포)에 작용해 이것을 **골아세포로 분화**시켜 뼈를 형성시키는 것을 '뼈유도'(isteoinduction)라고 한다. 성장인자의 하나인 '뼈유도단백(BMP)'이 뼈유도 능력을 갖추고 있다(**그림 28-1**).

골아세포에 작용해 이것이 **더 빠르고 더 많은** 뼈를 형성하도록 하는 것을 '뼈전도'(osteoconduction)라고 한다. 뼈재생에 있어서 필수인 '지지체'가 뼈전도이다[2].

뼈재생에는 (1) 세포, (2) 성장인자, (3) 지지체가 필수라고 한다. 뼈재생을 위한 필수 3요소 중 뼈보충재의 역할은 '지지체'이다[1,2](**그림 28-2**).

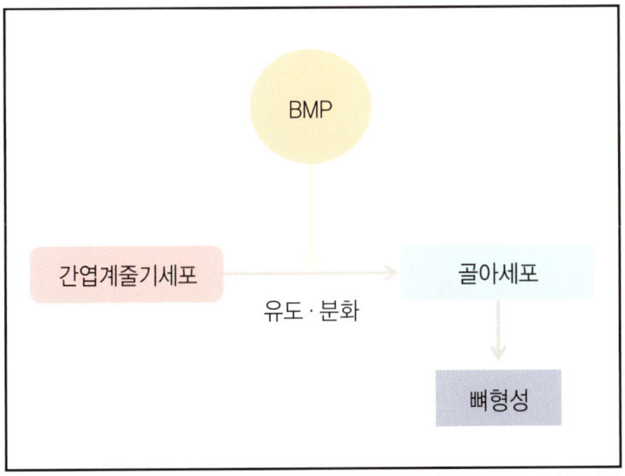

그림 28-1. 뼈유도단백(BMP)과 유도 분화를 보이는 모식도. 간엽계줄기세포에 작용해, 이것을 골아세포로 분화시켜 뼈를 형성시키는 것을 뼈유도 능력이라 한다. 뼈유도단백은 유도인자로서 간엽계줄기세포에 작용해 골아세포로 분화시킨다. 그 결과 뼈가 형성된다. *참고문헌 2에서 변경 인용.

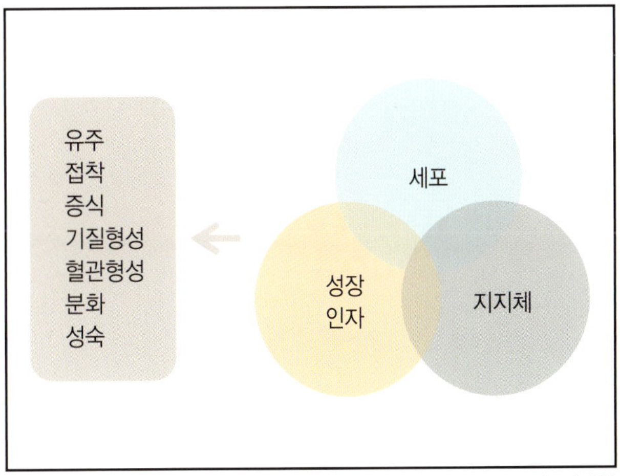

그림 28-2. 뼈재생(형성)의 필수 인자를 보이는 모식도. 조직 재생을 위해서는 (1) 세포, (2) 성장인자, (3) 지지체의 세 가지가 필수이다. 치주조직의 재생이 일어나기 위해서는 세포의 유주, 접착, 증식, 기질형성, 혈관형성, 분화, 성숙이 필요하며, 이들과 관련한 성장인자 및 지지체(뼈전도)가 제공되어야 한다. *참고문헌 2에서 변경 인용.

뼈보충재(뼈이식재)

뼈보충재는 뼈전도 능력, 공간 형성, 지지체로서 작용한다고 생각된다.

'뼈전도'는 골아세포에 작용해 더 빠르고 더 많은 양의 뼈를 형성시키는 것을 말한다.

'뼈유도'는 간엽계줄기세포에 작용해 골아세포로 분화시켜 뼈형성(뼈재생)을 촉진시키는 것이다. 뼈유도단백이 뼈유도 능력을 갖추고 있다고 알려져 있다.

뼈보충재(뼈이식재)의 특징

재생의 필수 3요소를 가지고 있으므로 가장 뛰어난 보충재는 자가뼈이다.

해면뼈는 세포 성분이 많고, 피질뼈는 치밀한 조직이다. 자가뼈의 대량 채취는 어려우므로 부득이 대용뼈를 사용하게 된다.

각 뼈보충재의 특징을 이해하고 증례에 따른 선택이 필요하다[3]. *이 책의 1권 '임플란트학 06 뼈이식재(뼈보충재)의 역할은 무엇입니까?'를 참조하기 바란다.

뼈보충재(뼈이식재) 사용의 적응증

근첨부의 뼈결손은 치과 임상에 있어서 자주 보이는데 원인은 염증성 병변, 낭포성 질환, 종양 등으로 다양하다[4].

근관치료 영역에서는 **근첨병변·치근 낭포에 기인하는 병변의 외과적 처치(치근단 절제술 등)에 동반해 뼈결손이 광범위에 이르는 경우는 뼈보충재 사용의 적응증**이 된다. 일반적으로 작은 근첨부의 뼈결손에는 뼈보충재를 사용할 필요가 없고 근관치료·근관충전의 처치로 대응하고 있는 것 같다.

참고문헌

1. Foster BL, Somerman MJ. Regenerating the periodontium : Is there a magic formula? Orthod craniofacial Res 2005 ; 8 : 285 - 291.
2. 下野正基. 新編治癒の病理. 東京：医歯薬出版, 2011 : 125 - 153.
3. 山崎長郎, 高橋常男, 勝山英明, 井上孝, 林揚春・編. Ultimate guide implants. 東京：医歯薬出版, 2004.
4. 下野正基, 山根源之・監修. 新編口腔外科. 病理診断アトラス. 東京：医歯薬出版, 2017.

근관치료학 29

MTA ①

질문 MTA에는 어떤 특성이 있습니까?

대답 **MTA는 (1) 생체친화성, (2) 봉쇄성, (3) 항균성이 뛰어나다는 특성이 있습니다. 수산화칼슘을 대신하는 재료로 전 세계의 주목을 모으고 있습니다.**

【자세한 설명과 근거(evidence)】

MTA(mineral trioxide aggregate)는 1990년대에 Torabinejad 교수의 주도로 미국 로마린다대학에서 천공 봉쇄 또는 역근관충전재로서 개발이 진행되어 왔다[1].

MTA의 조성

MTA의 주성분은 포틀랜드 시멘트(토목건축용 시멘트)이다[2-4](**표 29-1**).

MTA의 경화 반응에 대해서는 (1) 경화에 수분이 필요하다, (2) 경화 시간(약 3시간) 후에도 경화가 완만하게 진행한다, 경화 중에 변연 봉쇄가 일어난다, (3) 28일 후의 압축강도는 3일 후의 2배가 된다는 특징이 있다[2].

MTA가 보급되기 시작한 맨 처음에는 MTA 충전 후에 위에서 물을 공급하지 않으면 굳지 않는다고 이야기했지만, 건조되지 않으면 MTA의 강도가 저하하지 않으므로 요즈음은 MTA 위에서 물을 공급할 필요는 없다고 생각된다[4].

MTA의 특성

MTA의 특성은 생체친화성, 봉쇄성, 항균성이 뛰어나다는 것이다.

① 생체친화성

생체친화성에 대해서는 치근막의 섬유아세포를 배양해 MTA의 세포 독성을 조사한 연구가 있다. 연화 후 48시간에는 MTA와 치근막 섬유아세포 사이에 세포가 존재하지 않는 부분(cell-free zone)을 볼 수 있었지만, 72시간 후에는 세포가 MTA와 접촉해 증식하고 있는 것이 관찰된다. 이것은 MTA가 생체친화성이 높고 세포 독성도 없다는 사실을 나타낸다[1].

② 봉쇄성

봉쇄성에 관해서는 MTA와 상아질의 계면에 하이드록시아파타이트와 유사한 경조직이 보이고 이것은 고농도 주석 혼합물에 의한 아말감의 봉쇄성과 같을 것이라고 생각된다[1].

③ 항균성

항균성은 MTA의 강알칼리성(pH 11.85) 때문이라고 생각된다[1]. 참고로 근관치료 약제인 수산화칼슘의 pH는

표 29-1. MTA의 조성. *참고문헌 2에서 인용

	성분 이름	화학식	무게(%)
분말	포틀랜드 시멘트 성분 규산삼석회 규산이석회 알루민산 삼칼슘 철알루민산 사칼슘※ 기타	 $3CaO \cdot SiO_2$ $2CaO \cdot SiO_2$ $3CaO \cdot Al_2O_3$ $4CaO \cdot Al_2O_3 \cdot Fe_2O_3$	75%
	석고	$CaSO_4 \cdot 2H_2O$	5%
	산화비스무트	Bi_2O_3	20%
액체	물		100%

※ white MTA에는 포함되지 않음.

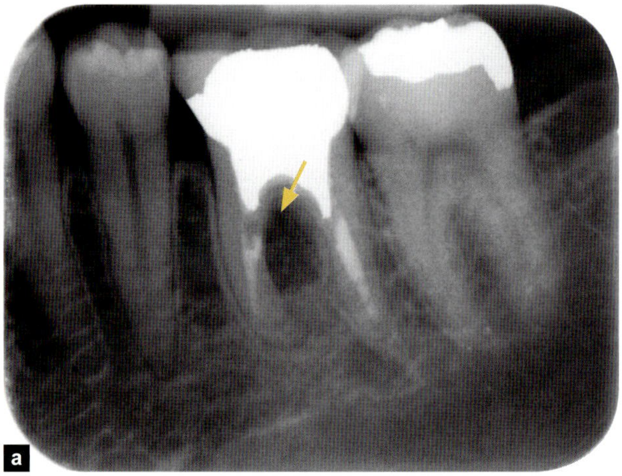

a

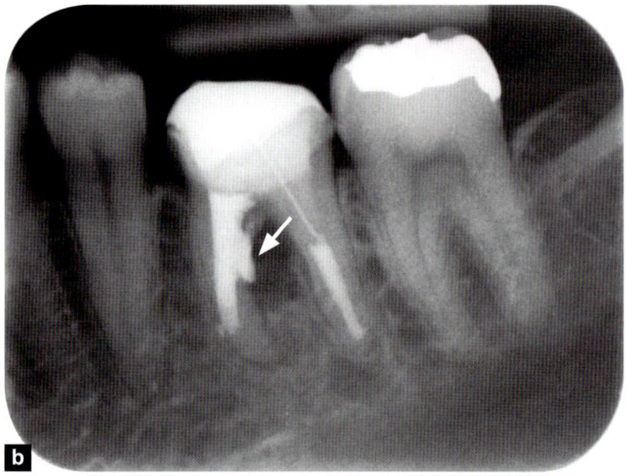

b

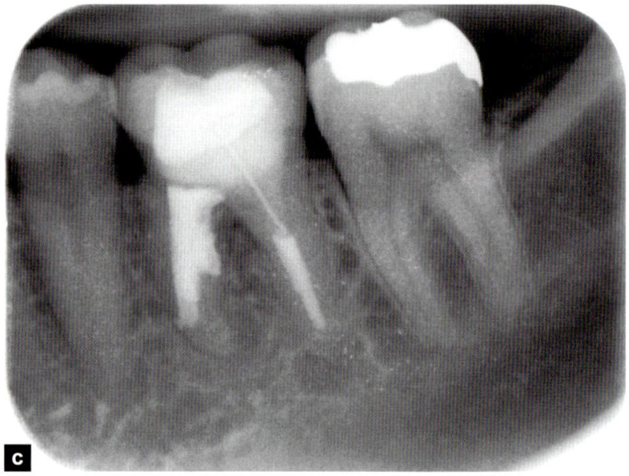

c

그림 29-1a. 천공 봉쇄와 MTA. 42세의 여성. 타원에서 #36의 보철 처치를 받은 후에 치은이 부은 증상으로 내원했다. 내원 당시의 방사선사진. 치근분지부에 방사선 투과상과(노란색 화살표) 천공이 보인다.
그림 29-1b. 천공 부위를 MTA로 충전하고 근관을 충전한 직후의 방사선사진(흰색 화살표).
그림 29-1c. MTA 충전 후 2년의 방사선사진. 치근분지부에 뼈 모양 경조직의 신생이 보인다.
*a~c 사진 제공: Sudo Susumu(須藤 享) 선생님(센다이시 개업).

12.4이고, 차아염소산나트륨은 12~13이다[8](56쪽 근관치료학 30 참조).

임상 적용

간접복수, 직접복수, 치수절단, 천공폐쇄, 역근관충전, 근첨형성술, 치수재혈관화술에 MTA를 적용해 양호한 임상 결과를 얻을 수 있었다는 보고가 있다[5-7]. 그러나 MTA 사용은 의료보험 적용 대상이 아니므로 자비로 진료해야 한다.

① 직접복수

MTA의 직접복수에 관해 메타 해석을 시행한 연구[7]에 의하면 MTA는 수산화칼슘보다 성공률이 높고, 치수의 염증반응이 대수롭지 않고, 상아질다리 형성을 기대할 수 있으므로 앞으로 직접복수에는 수산화칼슘 대신 MTA가 사용되리라 예측된다.

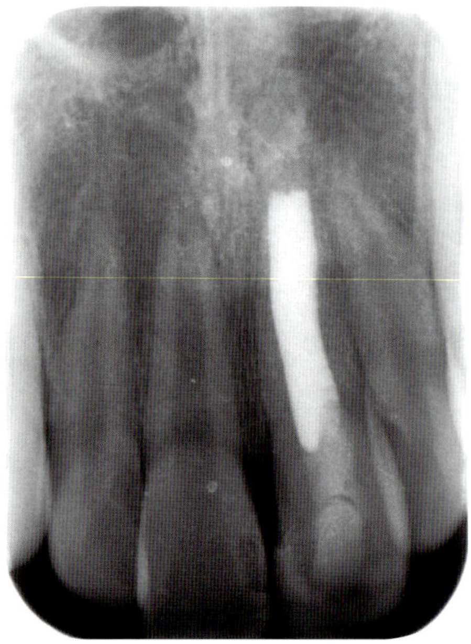

그림 29-2. 근첨형성술과 MTA. 11세 남자아이의 방사선사진. 3년 전에 넘어져 #11 및 #21의 치관이 파절되었다. #21은 실활해 증상이 생겼으므로 근첨형성술을 시행했다. *사진 제공: Sudo Susumu(須藤 享) 선생님(센다이시 개업).

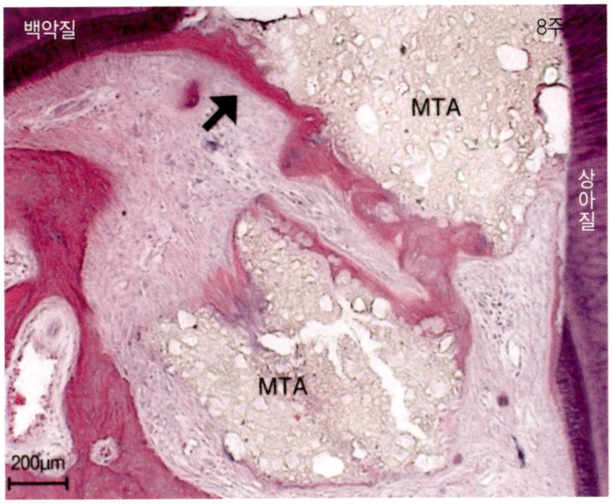

그림 29-3a. MTA에 의한 실험적 천공의 폐쇄. 술후 8주(HE 염색). 실험적 천공 부위는 신생 경조직으로 폐쇄되었다(화살표). 경조직은 기존의 백악질과 연속하고 있다. *사진 제공: Suehara Masataka(末原正崇) 선생님 외(도쿄치과대학). *참고문헌 5에서 인용.

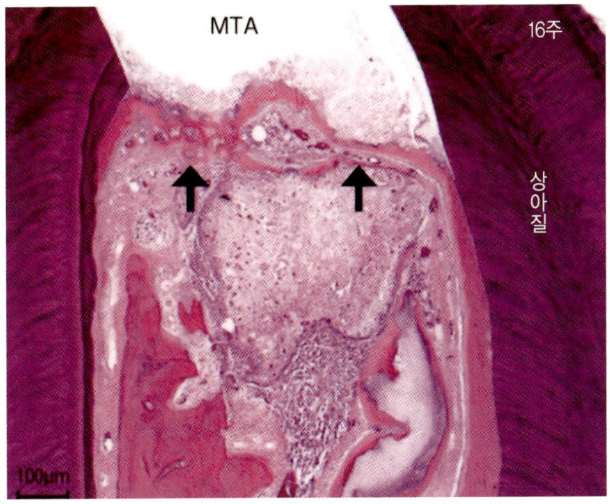

그림 29-3b. 술후 16주(HE 염색). 실험적 천공 부위는 신생 경조직으로 완전히 폐쇄되었다(화살표). 경조직은 기존의 백악질과 연속되어 있고 일정한 두께를 확보해 형성되어 있다. *사진 제공: Suehara Masataka(末原正崇) 선생님 외(도쿄치과대학). *참고문헌 5에서 인용.

② 천공폐쇄

MTA는 천공폐쇄에도 유용해 매우 좋은 결과가 보고되고 있다. 근관천공으로 발생한 치근분지부의 병변이 MTA 충전 2년 후에는 경조직으로 메워지고 있다(**그림 29-1a~c**).

③ 근첨형성술

외상 등으로 치근 미완성 치아가 실활한 경우는 근첨형성술도 선택지의 하나이며 MTA가 자주 이용된다(**그림 29-2**).

병리학적 소견

복수·치수절단에 MTA를 적용하면 상아질다리가 형성된다. 천공 봉쇄, 역근관충전, 근첨형성술, 치수재혈관화술에 MTA를 적용하면 백악질(뼈조직도 형성된) 신생이 보인다[1,5](**그림 29-3a, b**).

MTA로 치수재혈관화술을 시행했을 때는 치근막의 세포가 증식하고, 상아질에 근접한 부분에는 백악질이 재생되며, 상아질에서 떨어진 부위에는 뼈조직이 재생된다고 생각한다[9].

참고문헌

1. Torabinejad M(ed). Mineral trioxide aggregate. Properties and clinical applications. Oxford: Wiley Blackwell, 2014.
2. 興地隆史. MTAの現状と生体材料学的特性. 日本歯科評論 2015；73(9)：37 - 44.
3. 須藤享. 土木工学的観点からMTAを考察する. MTA. その基礎と臨床：生体材料としての現状と展望. 東京：ヒョーロンパブリッシャーズ, 2016：21 - 34.
4. 須藤享. いま, この材料が知りたい. 6. MTA. the Quintessence 2017；36：2405 - 2407.
5. 末原正崇, 村松敬, 古澤成博. MTAに対する歯周組織の反応. 日本歯科評論 2015；73(9)：51 - 54.
6. 神戸良. MTAを用いたエンドの臨床 I 生活歯髄療法における活用法. 歯界展望 2016；127：449 - 460.
7. Li Z, Cao L, Fan M, Xu Q. Direct pulp capping with calcium hydroxide or mineral trioxide aggregate: A meta-analysis. J Endod 2015；41(9)：1412 - 7.
8. White JD, Lacefield WR, Chavers LS, Eleazer PD. The effect of three commonly used endodontic materials on the strength and hardness of root dentin. J Endod 2002；28：828 - 830.
9. 下野正基. リバスクラリゼーションの病理学的考察. the Quintessence 2016；35(7)：1588 - 1605.

근관치료학 30

MTA ②

질문

수산화칼슘의 장기 첩약은 치근상아질을 약화시킵니까? 그 원인이 pH에 의한 것이라면 MTA 시멘트로 근관을 충전했을 때도 치근상아질의 약화가 일어납니까?

대답

치근상아질의 강도·경도에 미치는 근관치료 약제(수산화칼슘, MTA, 차아염소산나트륨)의 영향을 조사한 연구에 따르면 상아질의 강도가 32~59% 저하했다는 결론입니다. 이는 근관치료 약제의 작용 시간을 최소로 할 필요가 있다는 점을 알려 줍니다(표 30-1).

【자세한 설명과 근거(evidence)】

알칼리성 약제(수산화칼슘, MTA, 차아염소산나트륨)에 5주 동안 담근 소 이빨의 상아질 강도(평균 파단력)를 *in vitro*에서 검색한 White 등의 연구에 따르면 상아질의 강도가 각각 차아염소산나트륨(pH 12~13)은 59.1%, MTA(pH 11.85)는 32.8%, 수산화칼슘(pH 12.4)은 32.3% 저하해 물러졌다. 이것은 알칼리성 정도에 따라 상아질의 단백 구조가 변화했기 때문이라고 생각된다[1](표 30-1).

이 논문에서는 소의 상아질을 5주 동안 근관치료 약제에 담가 조사하였다. 임상적으로는 1개월 이상 근관 안에 알칼리성 약제를 방치해서는 안 된다는 결론이다.

표 30-1. 수산화칼슘, MTA, 차아염소산나트륨이 치근상아질의 강도·경도에 미치는 영향. 소의 절치 상아질을 5주 동안 각 용액에 담그고 평균 파단력(mean force to fracture)과 취약 비율(weak rate)을 계측했다. 대조군에는 생리 식염수를 이용했다. *참고문헌 1에서 인용

	수산화칼슘	MTA	차아염소산나트륨	생리 식염수
pH	12.4	11.85	12~13	
평균 파단력(N/g)	892.1	885.2	539.2	1317.6
취약 비율(%)	32.3	32.8	59.1	

참고문헌

1. White JD, Lacefield WR, Chavers LS, Eleazer PD. The effect of three commonly used endodontic materials on the strength and hardness of root dentin. J Endod 2002 ; 8 : 828 - 830.

근관치료학 31

치수와 치아 삭제

질문 치아 삭제는 조직, 세포에도 상해를 줍니까?

대답 **치아 삭제는 상아질·치수 복합체에 다양한 상해를 줍니다. 대수롭지 않은 영향은 상아세관 내액의 이동이고 심한 상해는 치수괴사까지 이릅니다.**

【자세한 설명과 근거(evidence)】

치아 삭제에 의한 상아질·치수 복합체의 상해성 변화를 정리하면 **표 31-1**과 같다.

치아 삭제에 이어 이루어지는 처치에서도 상해성 변화가 일어난다.

화학 처리에서는 탈회에 의한 상아질의 변성, 상아세관 개방, 상아세관 내액의 이동, 염증 발생이 있다.

처치 후의 영향으로서 미세누출 및 치아의 굴곡에 의한 상아세관 내액의 이동과 염증에도 주목할 필요가 있다[1].

표 31-1. 삭제에 의한 상아질·치수 복합체의 상해성 변화. *참고문헌 1에서 변경 인용

원인	상해성 변화
도말층(smear plug)	상아세관의 폐색, 투과성 저하
마찰열(근관치료학 32 참조)	치수의 충혈·출혈·괴사
건조	상아세관 내액의 이동, 신경펩타이드 방출, 염증
진동	상아세관 내액의 이동
상아세관 노출	상아세관 내액의 이동, 신경펩타이드 방출, 염증
직접 상해	상아아세포의 붕괴, 간상체 형성

참고문헌

1. 下野正基. 新編治癒の病理. 東京：医歯薬出版, 2011：221.

근관치료학 32

치수와 마찰열 ①

질문

치아 삭제에 의한 마찰열 때문에 치수에 어떤 변화가 생깁니까?

대답

치수에게 가장 위험한 인자는 치아를 삭제할 때의 마찰열입니다. 치수는 5.5℃ 이상의 온도 상승으로 비가역적 염증이 일어나고 11℃ 이상의 상승으로 괴사에 빠집니다.

【자세한 설명과 근거(evidence)】

치아 삭제 등 치과 치료로 발생하는 치수의 온도 변화는 **표 32-1**과 같다[1].

에어 터빈을 사용한 삭제에서 온도는 1~2℃(주수)에서 11℃(비주수) 상승한다. Er:YAG 레이저의 사용에서는 주수 상태에서도 온도가 2~4℃ 상승하는 것으로 알려져 있다[2,3].

치아 삭제에 의한 마찰열뿐만 아니라 치과 임상에서 널리 사용되는 레진의 중합열에도 주의할 필요가 있다. 복합 레진 등을 광중합으로 경화시킬 때는 4~8℃의 온도 상승이 있고[4] 임시 크라운의 중합이 일어날 때는 0~7℃의 상승이 있다고 보고되었다[5].

표 32-1. 치아 삭제, 치과 치료를 할 때 치수의 온도 변화. *참고문헌 1에서 인용

	실측 온도(℃)	상승 온도(℃)
처치 없음	36~37	0~1
주수 치아 삭제(에어 터빈)	37~38	1~2
비주수 치아 삭제(에어 터빈)	47~48	11~12
주수 Er:YAG 레이저	38~41	2~4
광중합	40~45	4~8
임시 크라운 중합	36~44	0~7

참고문헌

1. 下野正基. 新編治癒の病理. 東京：医歯薬出版. 2011：221 - 222.
2. Cavalcanti BN, Lage-Marques JL, Rode SM. Pulpal temperature increases with Er: YAG laser and high-speed handpieces. J Prosth Dent 2003；90：447 - 451.
3. Oelgiesser. D, Blashbalg J, Ben-Amar A. Cavity preparation by Er-YAG laser on pulpal temperature rise. Am J Dent 2003；16：96 - 98.
4. Hannig M, Bott B. In-vitro pulp chamber temperature rise during composite resin polymerization with various light-curing sources. Dent Mater 1999；15：275 - 281.
5. Moulding MIB, Teplitsky PE. Intrapulpal temperature during direct fabrication of provisional restorations. Int J Prosthodont 1990；3：299 - 304.

근관치료학 **33**

치수와 마찰열 ②

질문

치아 삭제, 레이저, 레진 등 일상의 치과 치료 때문에 치수에는 다양한 열 자극이 가해지고 있을 텐데 열 자극을 받은 치수가 괴사에 빠졌다는 이야기는 별로 듣지 못했습니다. 치수세포가 열에 대해 저항성을 나타내는 데는 어떤 이유가 있습니까?

대답

치수에 열 자극이 가해지면 치수세포 안에서 손상을 회피하는 기전이 작용해 세포의 항상성이 유지되기 때문입니다.

【자세한 설명과 근거(evidence)】

배양 치수세포에 42℃, 30분 동안 열 자극을 주면 간극결합단백[gap junction protein: 코넥신(connexin)]이 파괴되지만 그와 함께 열충격단백(heat shock protein)이 발현하는 것이 밝혀졌다.

열충격단백 발현 후에 알칼리포스파타아제 활성이나 오스테오폰틴(osteopontin: 비콜라겐성 뼈단백)이 상승하는 것으로부터 다음과 같이 생각할 수 있다[1-3].

① 열충격단백에 의해 세포가 수복된다.
② 열충격단백의 발현으로 열에 의한 세포자연사(apoptosis)를 회피하고 있다.
③ 열 자극으로 세포분화와 석회화가 촉진된다.

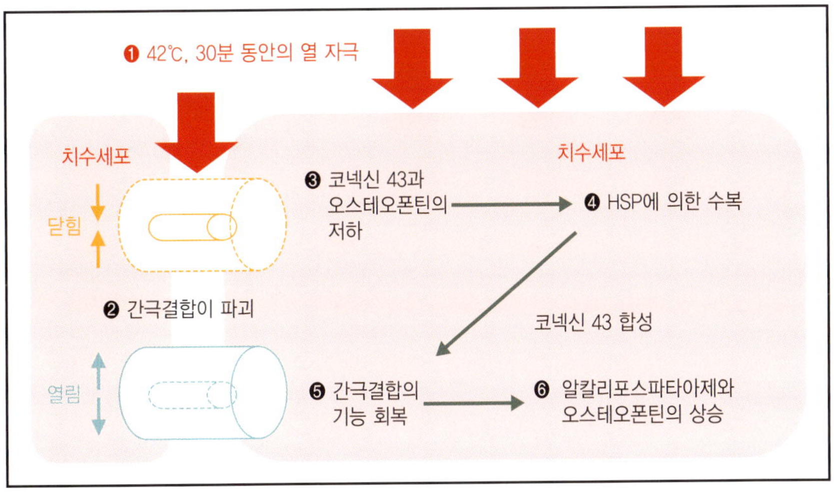

그림 33-1. 열 자극과 열충격단백의 관련을 보이는 모식도. ① 배양 치수세포에 42℃, 30분 동안 열 자극을 주면 열충격단백(HSP)이 발현한다. 또한 ② 열 자극 때문에 간극결합(치수세포 사이의 정보 전달)을 구성하는 단백(코넥신 43)이 파괴되어 ③ 오스테오폰틴이 저하한다. 그러나 ④ 열충격단백의 수복 기구에 의해 ⑤ 3시간 후에는 간극결합 기능이 회복된다. 또한 ⑥ 열 자극으로 치수세포의 알칼리포스파타아제 활성 및 오스테오폰틴(모두 경조직 형성에 관여함)이 상승한다. *참고문헌 4에서 변경 인용.

참고문헌

1. Amano T, Muramatsu T, Amemiya K, Kubo K, Shimono M. Responses of rat pulp cells to heat stress in vitro. J Dent Res 2006 ; 85 : 432 - 435.
2. Lee MW, Muramatsu T, Uekusa T, Lee JH, Shimono M. Heat stress induces alkaline phosphatase and heat shock protein 25 expression in cultured pulp cells. Int Endod J 2008 ; 41 : 158 - 162.
3. 村松敬, 下野正基. 歯髄のダメージ回避機構. 熱刺激に対応する歯髄. 日本歯科評論 2011 ; 71(1) : 174 - 176.
4. 下野正基. 新編治癒の病理. 東京 : 医歯薬出版, 2011 : 281 - 282.

근관치료학 34

치수와 저산소

질문 마취의 저산소 조건에서도 치수세포가 살 수 있는 이유는 무엇입니까?

대답 **저산소 조건에서는 열충격단백이나 저산소 유도인자가 치수세포에 작용해 항상성이 유지되기 때문이라고 생각됩니다.**

【자세한 설명과 근거(evidence)】

저산소 조건을 만드는 부분마취제

치과용 부분마취제 '에피네프린(1/100,000) 첨가 2% 리도카인'을 침윤마취하면 그 치아 치수의 순환 혈류가 5분 후에 약 25%까지 감소한다. 치근막 주사의 경우에 치수의 혈류는 5분 후에 거의 정지해(제로가 됨) 30분 동안은 회복되지 않는다[1](**그림 34-1, 34-2**).

이렇게 **치수의 혈류가 감소·정지하고 있을 때 열에 의한 상해 자극이 치수에 미치면, 출혈·괴사가 발생해 이들이 치수 안의 간질압을 상승시켜 도미노이론**(근관치료학 07 참조)**에 의해 전체 치수괴사가 일어난다**[2]. 치수 안에 출혈이 발생한 치아는 임상적으로 분홍색을 나타내므로 pink tooth syndrome이라고 불린다.

저산소 상태의 치수세포

그러나 열에 의한 자극이 없거나 경도일 때는 치수가 상해를 받는 일 없이 원래의 상태로 돌아온다. 다시 말해서 치수세포는 혈류가 적은 저산소 상태에서도 살 수 있는데 무엇 때문일까?

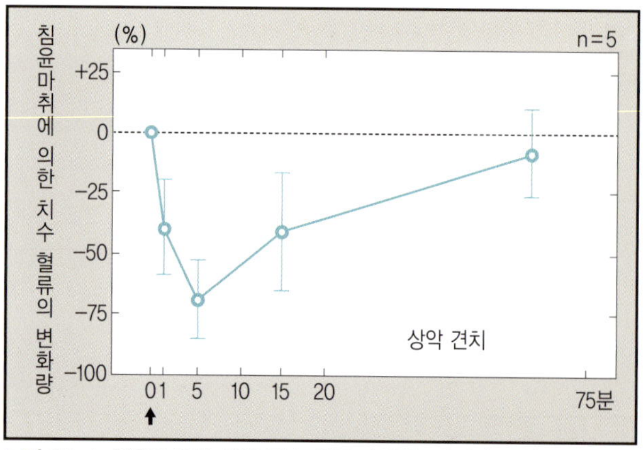

그림 34-1. 침윤마취에 의한 치수 혈류의 영향. 에피네프린(1/100,000) 첨가 2% 리도카인(xylocaine®)을 침윤마취하면 치수의 순환 혈류가 5분 후에 약 25%까지 감소한다. *참고문헌 2에서 변경 인용.

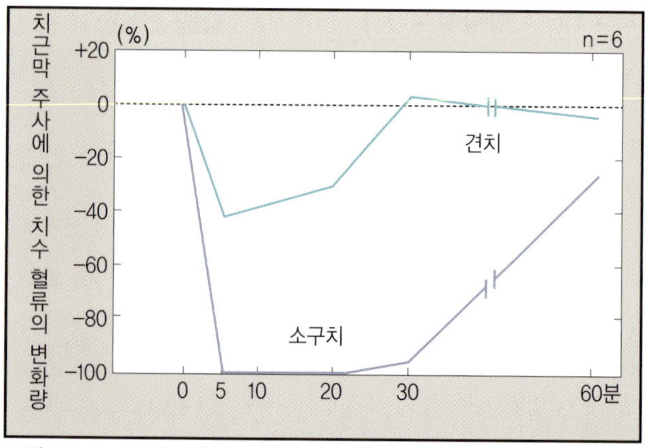

그림 34-2. 치근막 주사에 의한 치수 혈류의 영향. 치근막 주사에 의해 치수 혈류는 5분 후에 정지해 30분 동안 회복하지 않는다. 상해가 없는 경우에는 치수가 원래의 상태로 돌아오지만 열에 의한 상해가 치수에 미치면 pink tooth syndrome이 일어난다. *참고문헌 2에서 변경 인용.

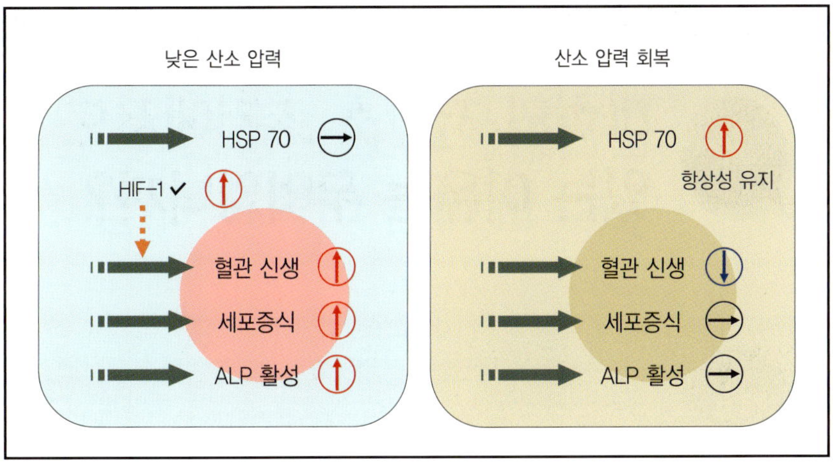

그림 34-3. 저산소 조건의 치수세포. 부분마취로 치수조직은 저산소 상태가 된다. 저산소 상태에서 치수세포(배양)는 저산소 유도인자(HIF-1)의 활성화에 의해 혈관 신생(VEGF), 세포증식, 경조직 형성(ALP 활성)이 상승한다. 보통 산소압으로 되돌리면 열충격단백(HSP) 70의 발현이 상승해 치수세포의 항상성이 유지된다. *참고문헌 2에서 변경 인용.

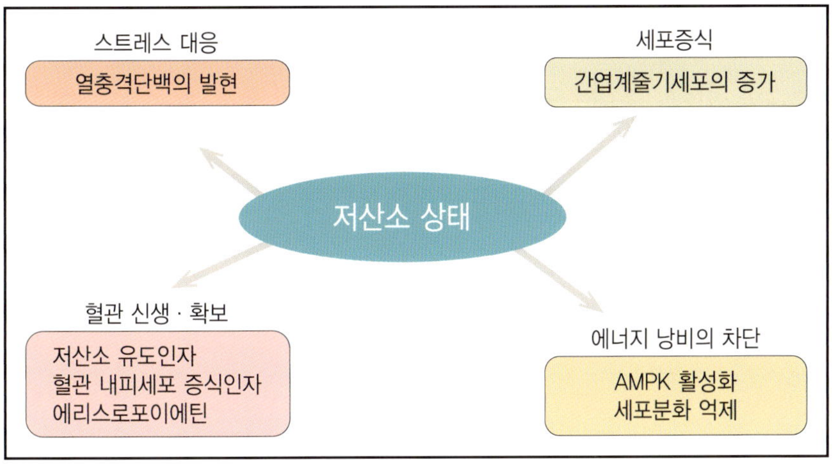

그림 34-4. 저산소 상태에서 치수의 변화를 보이는 모식도. 저산소 상태에 빠지면 치수세포는 다양한 반응을 일으킨다. 그것은 (1) 혈관 신생·확보, (2) 세포증식과 분화, (3) 스트레스 단백의 발현, (4) 에너지 낭비의 차단이다. AMPK: AMP 활성 단백질 인산화효소.
*참고문헌 2에서 변경 인용.

배양 치수세포를 사용한 연구에 따르면 저산소 상태에서는 열충격단백이나 저산소 유도인자 등 다양한 인자가 치수세포의 항상성 유지를 위해서 작용하고 있다는 사실을 알 수 있다[3](**그림 34-3**).

다시 말해서 저산소 상태가 되면 치수세포는 (1) 혈관 신생·확보, (2) 세포증식과 분화, (3) 스트레스 단백의 발현, (4) 에너지 낭비의 차단이라는 다양한 변화를 일으켜 생존한다고 생각된다[4](**그림 34-4**).

참고문헌

1. Kim S, Edwall L, Trowbridge H, Chien S. Effects of local anesthetics on pulpal blood flow in dogs. J Dent Res 1984 ; 63 : 650 - 652.
2. 下野正基. 新編治癒の病理. 東京 : 医歯薬出版, 2011 : 227 - 281.
3. Amemiya K, Kaneko Y, Muramatsu T, Shimono M, Inoue T. Pulp cell responses during hypoxia and reoxygenation in vitro. Eur J Oral Sci 2003 ; 111 : 332 - 338.
4. 村松 敬, 下野正基. 歯髄のダメージ回避機構. 低酸素に対応する歯髄. 日本歯科評論 2011 ; 71(2) : 158 - 160.

근관치료학 **35** 정확한 근관충전

질문

근관형성과 근관충전이 '정확하다' 또는 'just fit'이란 어떤 상태입니까?

대답

'정확한' 근관충전이란 apical seat를 형성해 긴밀히 근관을 충전하는 것입니다.

【자세한 설명과 근거(evidence)】

근첨공의 구조

근첨공을 중심으로 한 근첨조직의 구조에 관해서 설명한다. 근첨조직은 치수, 상아질, 치근막, 이틀뼈로 둘러싸인 조직이다(**그림** 35-1a).

근첨조직을 고배율 확대로 관찰하면 치수와 근첨조직의 경계는 백악-상아경계(**그림** 35-1b의 노란색 화살표)를 이은 점선으로 나타난다. 이 부위가 생리적 근첨공인데 근첨 협착부라고도 불린다. 해부학적 근첨공은 방사선 사진에서 보이는 근첨(**그림** 35-1b의 파란색 화살표)을 이은 점선 사이에 있다.

근첨조직은 치수, 상아질, 치근막, 이틀뼈와의 관계에서

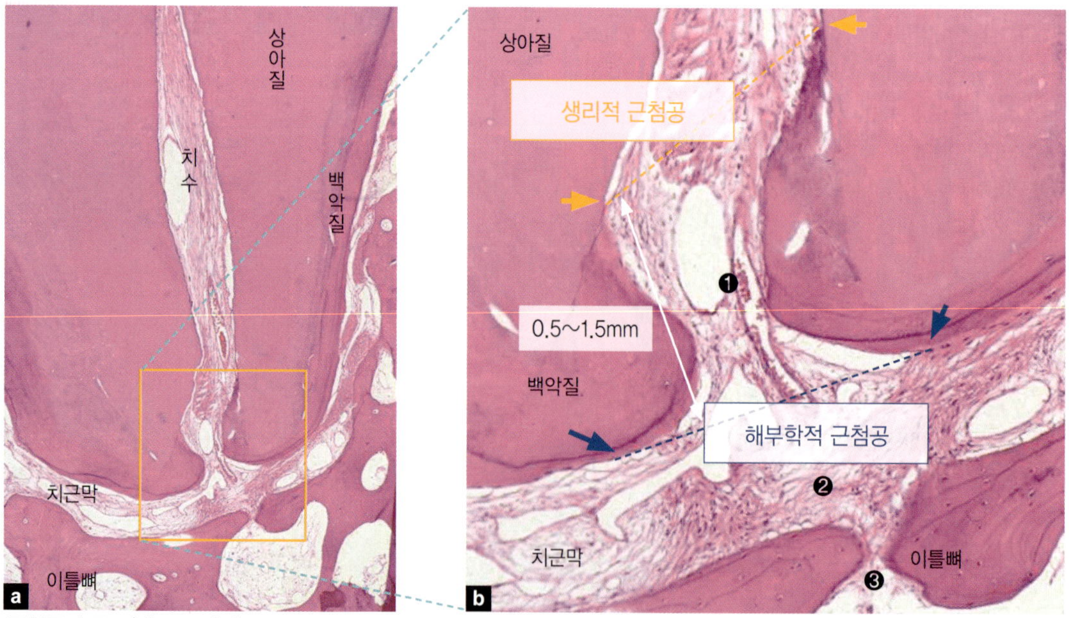

그림 35-1. 근첨공의 구조(개. HE 염색).
a: 저배율 확대. 근첨조직은 치수, 상아질, 치근막, 이틀뼈로 둘러싸인 조직이다.
b: 고배율 확대. a의 노란색 테두리 부분의 확대. 치수와 근첨조직의 경계는 백악-상아경계(노란색 화살표)를 이은 점선으로 나타나고 이 부위를 '생리적 근첨공'이라고 말하며 근첨 협착부라고도 불린다. 방사선에서 보이는 근첨(파란색 화살표)을 점선으로 이은 부분은 '해부학적 근첨공'이라고 불린다.
근첨조직은 치수, 상아질, 치근막, 이틀뼈와의 관계에서 ❶ 근관 안의 근첨조직, ❷ 근첨부 근첨조직, ❸ 이틀뼈 부위 근첨조직의 세 가지로 나눌 수 있다.

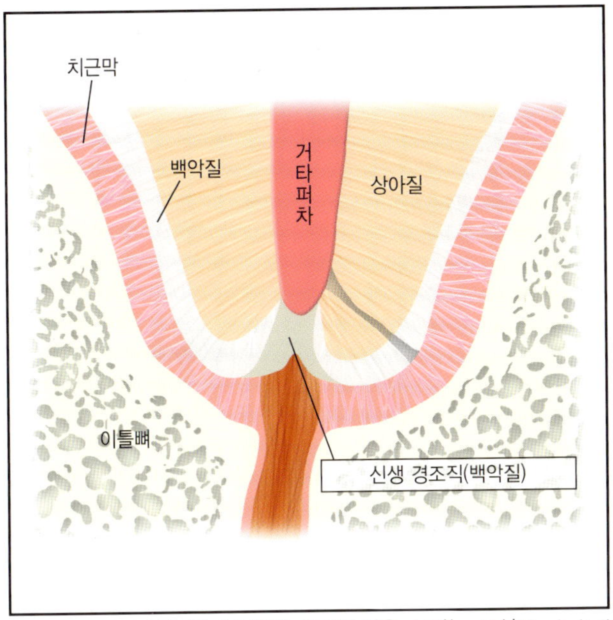

그림 35-2a. 이상적인 '정확한' 근관충전을 보이는 모식도. Apical seat를 형성하고 긴밀히 근관충전하면 근관 안의 근첨조직에 '신생 경조직'(백악질)이 형성되고 근첨공이 폐쇄된다.

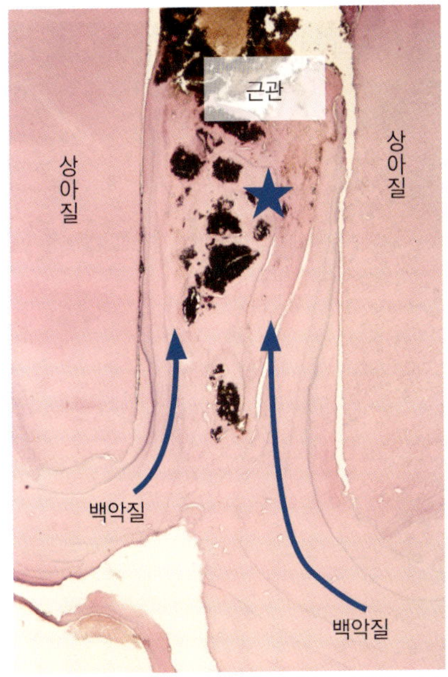

그림 35-2b. 백악질에 의한 근첨공의 폐쇄(HE 염색). 신생 경조직(★)은 기존의 백악질과 연속해 있으며 근관 안으로 들어와 있는 것을 알 수 있다(화살표 부분). *근관치료학 23 참조.

근관 안의 근첨조직, 근첨부 근첨조직, 이틀뼈 부위 근첨조직의 세 가지로 나눌 수 있다[1](**그림 35-1b**).

이상적 근관충전과 apical seat

이전부터 근관충전은 백악-상아경계에 apical seat를 형성하고 긴밀한 충전을 하는 것이 추천되고 있다. Apical seat란 근관형성을 할 때 근첨부 근관 끝의 상아질에 만들어지는 V자 모양의 저항 형태를 말한다[2]. 다시 말해서 apical seat는 백악-상아경계(생리적 근첨공)와 방사선적 근첨(해부학적 근첨공) 사이의 근관에 형성하는 것이 최선이라고 알려져 있다. 백악-상아경계(생리적 근첨공)의 위치는 방사선적 근첨(해부학적 근첨공)에서 0.5~1.5mm 치관측 부위에 해당한다. Apical seat는 근첨측의 치유를 촉진해 근첨폐쇄를 확실하게 하기 위해서 형성하는 것이다(**그림 35-2a**). 바꿔 말하면 apical seat를 형성하듯이 근관 형성·충전이 이루어지면 경조직(백악질)에 의해 근첨부가 봉쇄될 가능성이 높아진다[1,3](**그림 35-2b**).

참고문헌

1. 田中陽一. 歯内療法後の病理. In：下野正基, 飯島国好・編. 治癒の病理：ペリオ・エンドの臨床のために. 東京：医歯薬出版, 1988：177 - 193.
2. 歯科医学大辞典. 東京：医歯薬出版, 1989.
3. 下野正基. 新編治癒の病理. 東京：医歯薬出版, 2011：275 - 277.

PART 2

힘·치아이동에 관한 의문

힘·치아이동 01

치아를 흔드는 힘

질문

만성적으로 치아를 흔드는 힘(jiggling force)이 가해져도 부착의 상실은 일어나지 않습니까?

대답

한 방향에서 가해지는 힘은 물론 치아를 흔드는 힘을 건강한 치주조직에 가했다고 해도 치주낭 형성이나 부착 상실(attachment loss)을 일으키는 일은 없습니다. 그러나 이러한 힘은 치태에 기인하는 치주염의 진행을 촉진한다고 알려져 있습니다[1](그림 1–1).

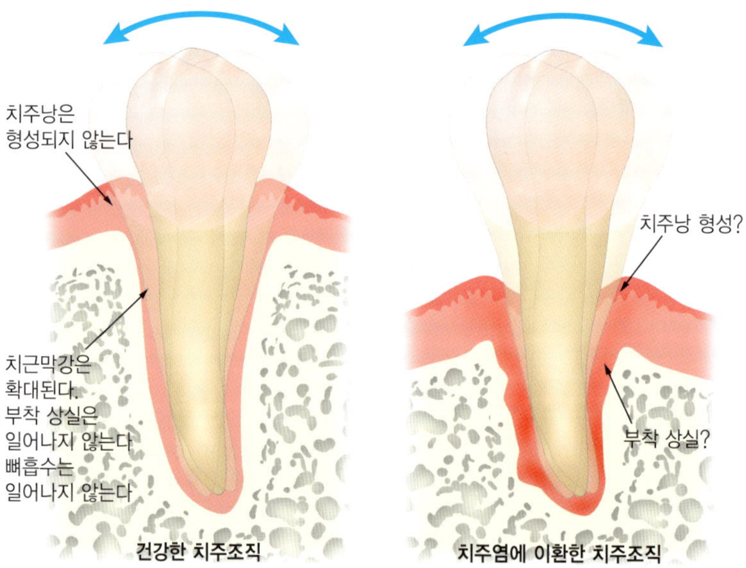

그림 1–1. 건강한 치주조직과 치주염에 이환한 치주조직에 치아를 흔드는 힘을 가하면 치주조직에 어떤 변화가 생길까? 건강한 치주조직에서는 치주낭이 형성되지 않고 부착 상실과 뼈흡수도 일어나지 않는다. 한편 치주염에 이환한 치주조직에서는 치주낭이 형성되고 부착 상실이 일어난다. *참고문헌 2에서 변경 인용.

【자세한 설명과 근거(evidence)】

치아를 흔드는 힘(jigging force)은 치주조직에 어떤 변화를 주는가?

치은을 자극하지 않고 치아를 흔드는 힘을 가하기 위해서 실험쥐 상악 제2구치를 발거하고 같은 쪽 상악 제1구치에 접착성 레진을 쌓아 올려 그 치아가 교합 때문에 자유롭게 움직이도록 해서 제1구치 치주조직의 변화를 관찰했다.

그 결과 상악 제1구치의 치근막은 대조군의 치근막에 비해 치근 표면의 조밀한 세포층이 보이지 않고 치근막 중앙

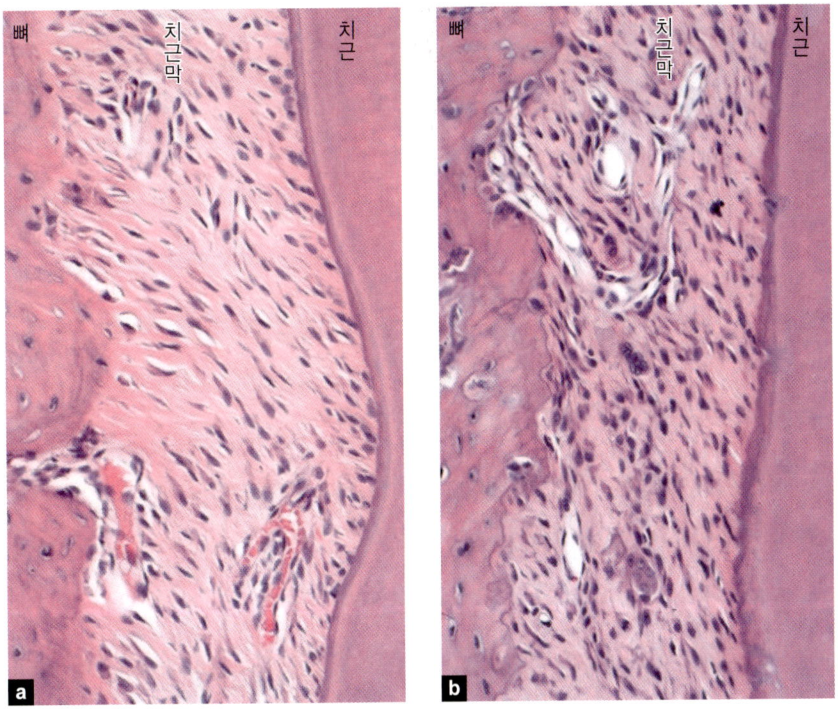

그림 1-2. 실험쥐 상악 제1구치에 접착성 레진을 쌓아올려 그 치아가 교합 때마다 흔들리듯이 움직이도록 했다(jiggling force: 실험군). **a**: 대조군(처치 없음). **b**: 실험군. 실험군에서는 치근 표면에 세포가 보이지 않고 세포가 치근막 중앙을 향해 이동하고 있다. *참고문헌 3에서 인용.

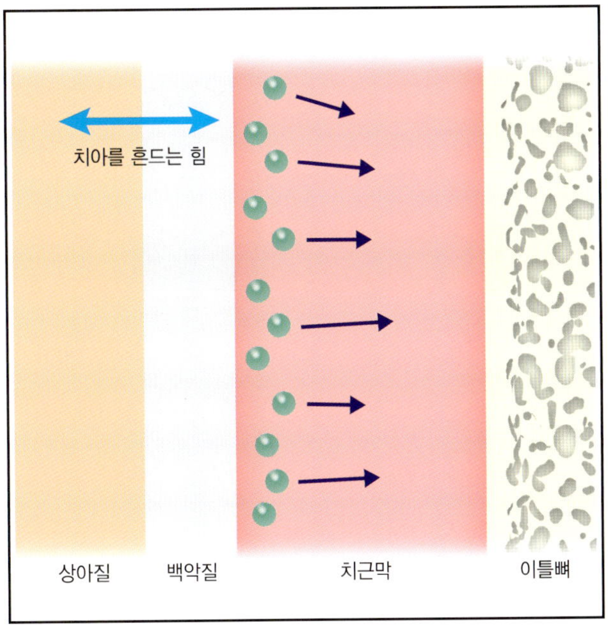

그림 1-3. 치아를 흔드는 힘에 의한 치근막세포의 이동을 보이는 모식도. 세포는 백악질 표면으로부터 치근막 중앙을 향해 이동한다. 이 세포의 이동이 무엇을 의미하는지는 모른다. *참고문헌 3에서 변경 인용.

을 향해 이동하는 상이 관찰되었다(**그림 1-2**).

따라서 **치아를 흔드는 힘에 의해 백악질 표면의 치근막세포는 치근막 중앙으로 이동**하는 것을 알 수 있었다(**그림 1-3**). **건강한 치주조직에 대해서는 이러한 힘을 주어도 치주낭은 형성되지 않고 부착의 상실도 보이지 않았다.**

치주질환 이환(치태 남아 있음) 치아에 흔드는 힘을 주면 어떻게 되는가?

치아를 흔드는 움직임으로 인해 (1) 치주낭 안은 양압과 음압이 반복해 가해지고, (2) 음압이 발생했을 때 치태가

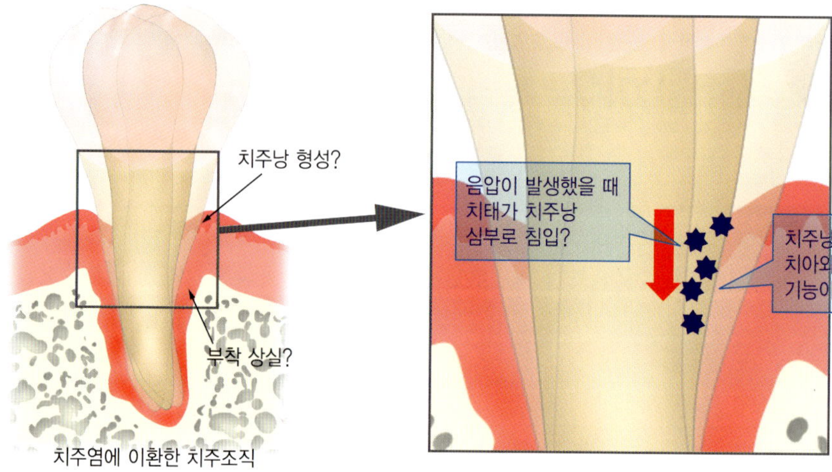

그림 1-4. 치아를 흔드는 힘과 치주염. 치주염에 이환한 치주조직에 치아를 흔드는 힘을 가하면 왜 치주낭이 형성되고 부착의 상실이 일어나는지를 고찰했다. 치아를 흔드는 힘을 가하면 압박측에서는 양압이 견인측에서는 음압이 반복되어 발생한다. 음압이 발생했을 때 치근에 부착되어 있었던 치태는 치주낭 심부에 밀려들어 가고 그 결과 치주염은 진행된다고 추측할 수 있다.

치주낭 심부로 밀려들어 가며, (3) 치주낭상피의 접착 기능이 저하되고, (4) 그 결과 치주낭이 심화하며 치주염이 진행한다고 추측할 수 있다(가설)(**그림 1-4**).

참고문헌

1. 岡本 浩・監訳. Lindhe 臨床歯周病学とインプラント 基礎編, 第3版. 東京：クインテッセンス出版, 1999：279 - 295.
2. 下野正基, 浜田義信, 井上孝, 山村武夫, 古賀正忠. 咬合性外傷による歯周組織変化. the Quintessence 1986；5：1044 - 1056.
3. 下野正基. 新編治癒の病理. 東京：医歯薬出版, 2011：104, 316 - 333.

힘·치아이동
02

정출 이동과 치주조직

질문 치아를 정출하면 치주조직에 어떤 변화가 일어납니까?

대답 **치아를 정출하면 치경부와 근첨부에 뼈가 첨가됩니다(그림 2-1).**

【자세한 설명과 근거(evidence)】

치아의 정출 이동과 치주조직의 첨가

개의 제2전치에 오픈 코일 스프링을 넣어 1~4주 동안 정출시켰다. 그 결과 치아를 정출해도 치아와 접착하고 있는 부착상피의 끝은 백악-법랑경계(CEJ)에 부착되어 있었다[1,2](그림 2-2). 이는 **치아를 정출하면 치주낭이(생리적·병적 치주낭 모두) 얕아지는 것**을 의미한다[3,4].

치아의 정출에 따라 치경부 이틀뼈 및 근첨부에는 뼈가 첨가된다. 수산은시각묘기법(lead acetate time marking method)을 이용해 관찰하면 시간이 지나면서 **정출한 치아의 치경부와 근첨부에서 뼈첨가가 일어나는 것**을 알 수 있다(그림 2-3, 2-4).

따라서 보통의 치주치료에서도 MTM 등을 통해 치아를 정출하면 치주낭은 얕아지고 잃어버린 이틀뼈를 획득할 수 있으므로, 그 가치는 크다고 생각한다[3,4].

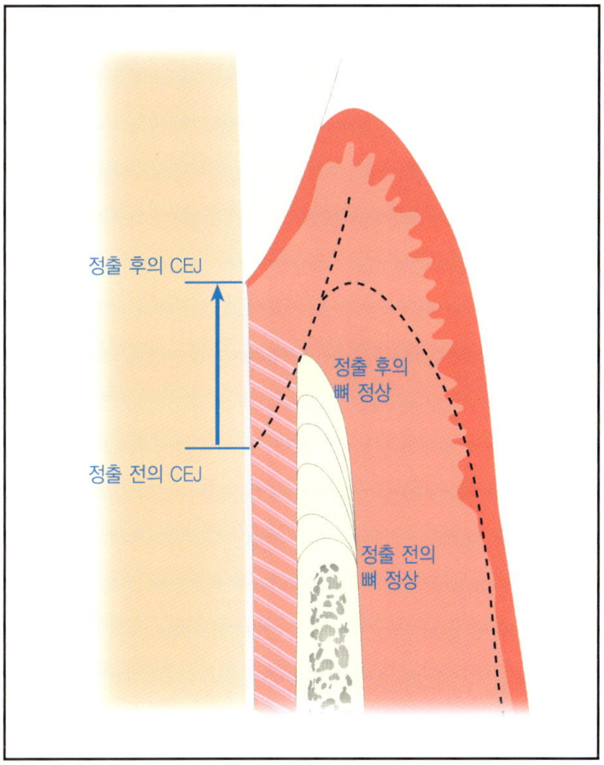

그림 2-1. 치아의 정출을 보이는 모식도. 치아를 정출하면 치경부와 근첨부에서 뼈가 첨가된 것을 볼 수 있다. *참고문헌 4에서 변경 인용.

참고문헌

1. 古賀正忠. 歯牙移動が歯周組織と歯髄組織に及ぼす影響. In：下野正基, 飯島国好・編. 治癒の病理　第1版. 東京：医歯薬出版, 1988：287 - 304.
2. 新倉良一, 古賀正忠, 下野正基. 歯牙の垂直的移動に関する考察. I. 矯正学的歯牙挺出移動. 日本歯科評論 1984；498：69 - 83.
3. Shimono M, Ishikawa T, Ishikawa H, Matsuzaki H, Hashimoto S, Muramatsu T, Shima K, Matsuzaka K, Inoue T. Regulatory mechanisms of periodontal regeneration. Microsc Res Tech 2003；60：491 - 502.
4. 下野正基. 新編治癒の病理. 東京：医歯薬出版, 2011：295 - 333.

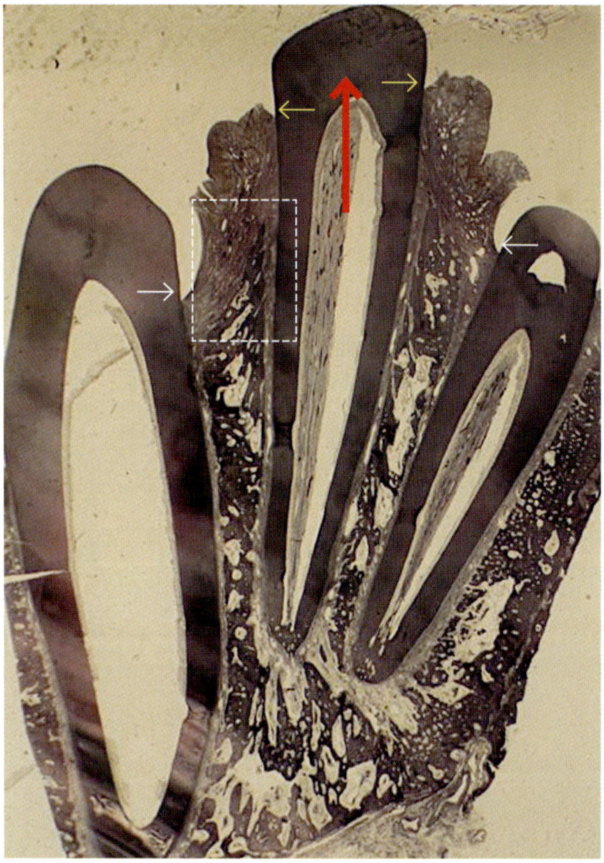

그림 2-2. 치아 정출의 조직상(보디안 염색). 치아를 정출해도(빨간색 굵은 화살표) 치은 부착상피의 끝은 백악-법랑경계에 위치하고 있다(노란색 가는 화살표). 흰색 화살표는 정출하지 않은 치아의 치은 부착상피 끝을 나타낸다.

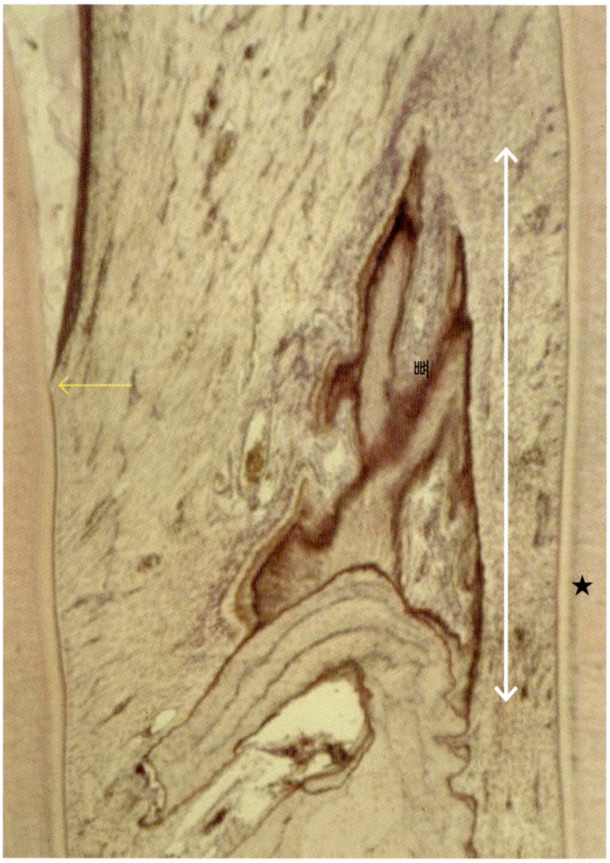

그림 2-3. 치아의 정출을 보이는 조직상(수산은시각묘기법). **그림 2-2**의 흰색 점선으로 둘러싸인 네모 부위에 해당하는 치경부를 확대한 상. 시간이 지나면서 정출한 치아의 치경부와 근첨부에 이틀뼈가 첨가된다. 흰색 양쪽 화살표는 정출에 의해 첨가된 뼈의 양을 나타낸다. 노란색 화살표는 백악-법랑경계를 나타내고 ★는 상아질을 나타낸다.

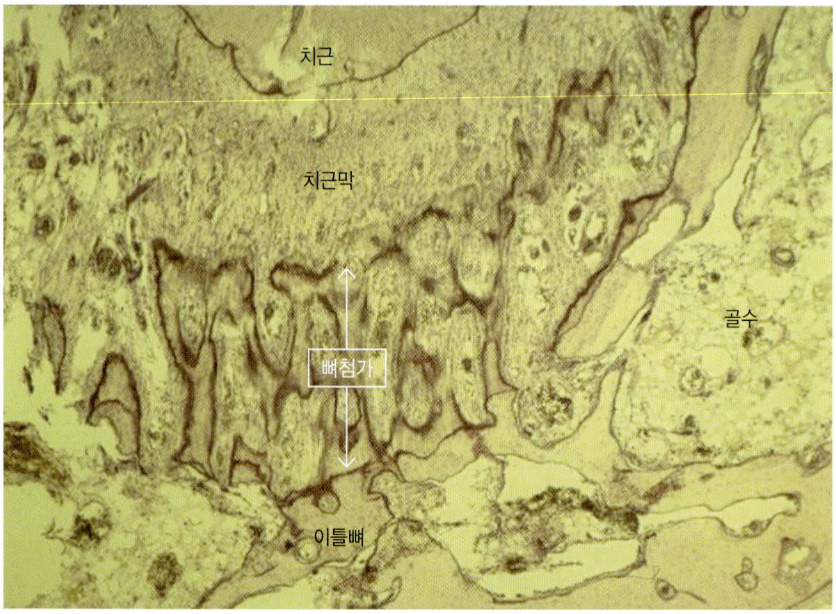

그림 2-4. 치아의 정출을 보이는 조직상(수산은시각묘기법). 시간이 지나면서 정출한 치아의 근첨부에서도 뼈가 첨가되고 있다.

힘·치아이동 03

치아 정출

질문 치근 완성 치아의 정출은 왜 일어납니까?

대답 **치근 완성 치아의 정출이 맹출 후의 생리적 이동 때문에 일어나는 일도 있지만 심한 정출은 치주염에 따른 병적 이동 때문이라고 생각됩니다.**

【자세한 설명과 근거(evidence)】

맹출 후 치아의 생리적 이동

치아는 맹출 후에도 (1) 턱뼈 발육에 따른 적합(순응), (2) 지속적인 교모의 보충, (3) 인접치끼리의 마모에 대한 적합을 위해서 생리적으로 움직인다.

치아 생리적 이동의 이동 거리는 근첨부에서 하치조관으로부터 2~3mm로 알려져 있다. 교모에 의해 발생한 공간은 백악질 형성으로 보충된다. 인접면의 마모는 치아의 근심 이동으로 보충된다[1].

치주염을 동반한 병적 이동

임상에서는 치주염에 동반해 치아가 정출하는 것을 종종 관찰할 수 있다. 치주질환 이환 치아의 이동은 염증의 결과로 이틀뼈의 흡수, 치근막의 소실, 치조상 섬유군의 소실이 일어났기 때문이라고 생각된다(**그림 3-1**). 일반적으로 **치주질환 이환 치아는 고정하지 않아 자유롭게 움직일 수 있도록 하고 교합면으로도 공간을 확보하면 치주낭을 피하듯이(치주낭의 반대쪽으로) 이동하면서 정출한다**[2]. 병적 이동의 자세한 사항은 '힘·치아이동 05'를 참조하기 바란다.

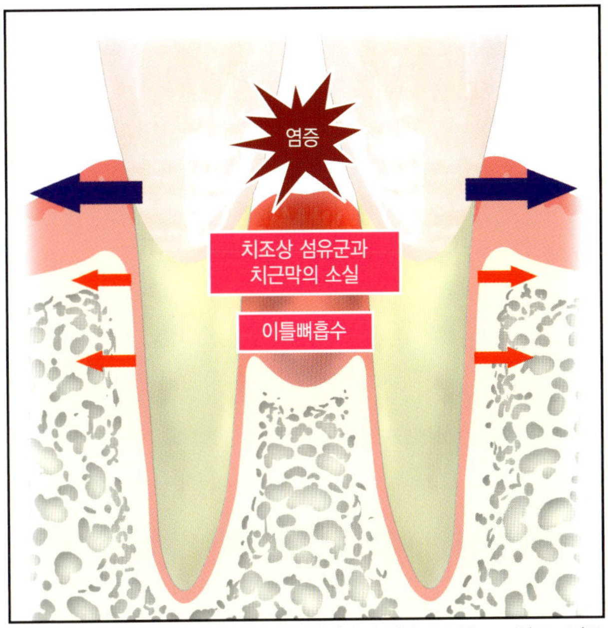

그림 3-1. 치주염에 의한 병적 이동(치간이개)을 보이는 모식도. 치주염에 의해 조직이 파괴되면 염증 부위(치주낭이 있는 부위) 반대쪽의 섬유조직이 잡아당기므로 치아의 정출과 함께 치간이개가 일어난다.
*참고문헌 3에서 변경 인용.

참고문헌

1. TenCate AR, Nanci A. Physiologic tooth movement : Eruption and shedding. Nanci A(ed) TenCate's Oral Histology. Development, structure and function, 6th Ed. St Louis : Mosby, 2003 : 275 - 298.
2. 北川原健. 歯の移動と固定. In : 治癒の病理. 臨床編 第2巻 歯周治療, 1994 : 231 - 265.
3. 下野正基. やさしい治癒のしくみとはたらき 歯周組織編. 東京 : 医歯薬出版, 2013 : 115.

힘·치아이동 04 **압하 이동과 치주조직**

질문 치아를 압하 이동하면 치주조직에 어떤 변화가 일어납니까?

대답 **치아를 압하 이동해도 생물학적 폭경(supracrestal tissue attachment)은 유지됩니다. 다시 말해서 치아의 압하 이동 후에도 부착상피의 끝은 백악-법랑경계(CEJ)에 위치합니다. CEJ에서 치은 정상까지의 거리와 CEJ에서 이틀뼈 정상까지의 거리도 거의 변화가 없습니다(그림 4-1).**

【자세한 설명과 근거(evidence)】

원숭이에게 교정장치를 붙이고, 100~200g의 힘으로 12주 동안 최대 2.5mm를 압하 이동시켰다. 압하 이동에서는 CEJ를 중심으로 조직의 재구축이 일어난 결과, 치아의 이동 전과 이동 후에서 CEJ와 이틀뼈 정상의 거리 및 CEJ와 치은정의 거리가 대조군과 차이가 없다는 것을 알 수 있었다[1,2]**(그림 4-2, 4-3)**.

치아 압하 이동을 '땅에 말뚝을 박은 모습'에 비유해 생각해 본다.

"땅에 5m 길이의 말뚝을 세우고 12주에 걸쳐 2.5m 박았다."라고 하면 상식적으로는 "말뚝의 2.5m는 흙속에 묻히고 땅 위에는 말뚝의 2.5m의 부분이 남아 있다."라는 모습이 떠오른다.

그런데 실험 결과는 "12주에 걸쳐 말뚝을 2.5m 박았는데 땅 위 말뚝의 길이는 변하지 않고 땅이 2.5m 내려앉았다."라는 것을 나타냈다**(그림 4-4)**. 다시 말해서, **건강한 치주조직에는 압하 이동에 대한 '생물학적 폭경'(supracrestal tissue attachment)이 있다**는 것이다[3,4].

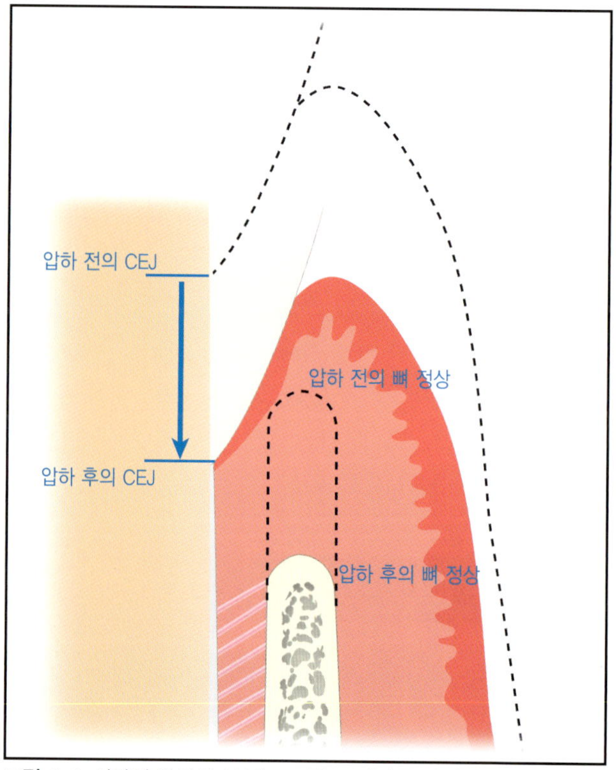

그림 4-1. 치아의 압하를 보이는 모식도. 치아를 압하하면 CEJ를 중심으로 조직의 재구축이 일어난다. *참고문헌 4에서 변경 인용.

참고문헌

1. 古賀正忠. 歯牙移動が歯周組織と歯髄組織に及ぼす影響. In：下野正基, 飯島国好・編. 治癒の病理　第1版. 東京：医歯薬出版, 1988：287 - 304.
2. 二宮隆, 古賀正忠, 下野正基. 歯牙の垂直的移動に関する考察. II 矯正学的歯牙圧下移動. 日本歯科評論 1986；524：183 - 191.
3. Shimono M, Ishikawa T, Ishikawa H, Matsuzaki H, Hashimoto S, Muramatsu T, Shima K, Matsuzaka K, Inoue T. Regulatory mechanisms of periodontal regeneration. Microsc Res Tech 2003；60：491 - 502.
4. 下野正基. 新編治癒の病理. 東京：医歯薬出版, 2011：295 - 333.

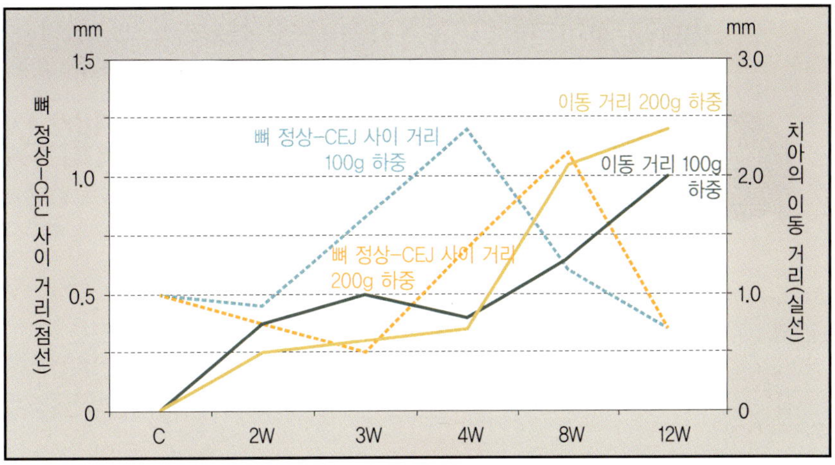

그림 4-2. 압하 이동 하중별 이동 거리와 뼈 정상-CEJ(백악-법랑경계) 사이의 거리를 보이는 그래프. 원숭이에게 교정장치를 붙이고 100g과 200g 각각의 하중을 가했을 때 뼈 정상-CEJ 사이의 거리 및 치아의 이동 거리를 측정했다. 12주에 걸쳐 최대 2.5mm 압하 이동했지만 뼈 정상-CEJ 사이의 거리는 대조군과 거의 같았다.

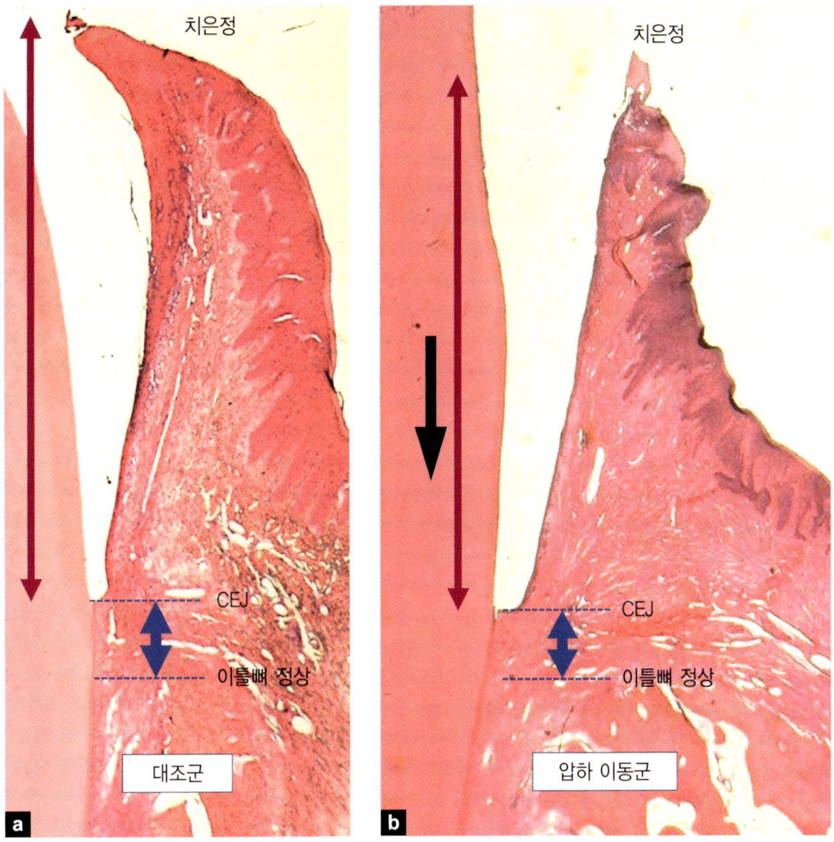

그림 4-3. 치아 압하의 조직상. 치아의 이동 전(**a**)과 이동 후(**b**)를 비교하면, CEJ와 이틀뼈 정상의 거리 및 CEJ과 치은정의 거리는 치아의 이동 전과 차이가 없다. *참고문헌 4에서 변경 인용.

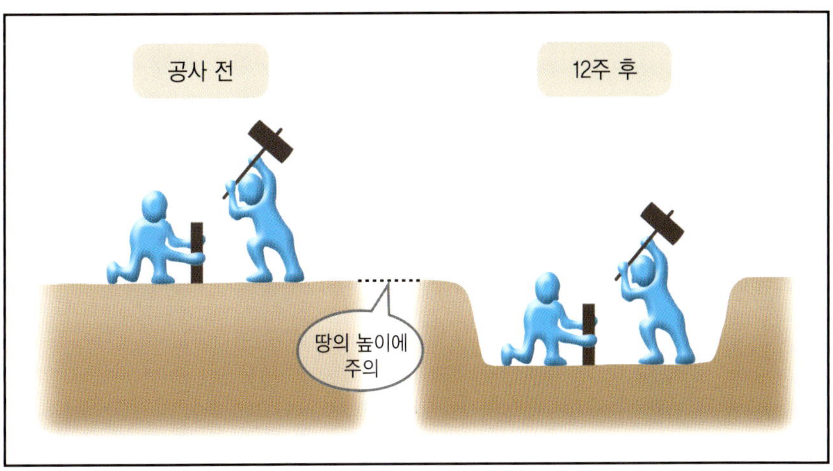

그림 4-4. 압하 이동과 생물학적 폭경. 치아 압하 이동을 비유하면 "12주에 걸쳐 땅에 말뚝을 2.5m 박았는데, 땅 위 말뚝의 길이는 변함이 없고 땅이 2.5m 내려앉았다."라는 결과를 나타냈다. 다시 말해서, 건강한 치주조직에는 압하 이동에 대한 '생물학적 폭경'(supracrestal tissue attachment)이 있다.

힘·치아이동 05

치주질환과 치아이동

질문

치주치료를 진행한 경우에 시간이 지나면서 치아가 위치 변화를 보이는 일이 있는데 어떤 기전으로 일어납니까?

대답

치아가 움직이는 것은 치근막조직이 있기 때문입니다. 치아의 이동에 관계되는 치근막의 기전은 충분히 해명되지 않았지만, 이동의 에너지는 치근막 콜라겐 대사(생산과 탐식) 또는 치근막의 근섬유아세포로부터 만들어지는 것이 아니겠냐고 추측합니다.

【자세한 설명과 근거(evidence)】

치아의 이동은 생리적 및 병적 이유 때문에 여러 시기에 일어난다. TenCate는 치아의 이동을 다음과 같이 분류하고 있다[1].

① 맹출 전의 이동
② 치아의 맹출에 동반한 이동
③ 맹출 후의 생리적 이동
④ 맹출 후의 비정상 이동
⑤ 교정학적 이동
⑥ 치주염에 동반한 병적 이동

맹출 전의 치아이동

치배는 맨 처음 (1) 원심 방향으로 성장한다. 좁은 턱뼈 안에서 회전해, (2) 수직 위치가 되고, 맹출할 때는 (3) 근심경사하면서 이동한다고 알려져 있다.

치아의 맹출에 동반한 이동

치아의 맹출에 동반한 이동의 원리로서 네 가지의 가설, 다시 말해서 (1) 치근의 성장, (2) 혈관의 압력, (3) 뼈의 성장, (4) 치근막의 견인이 주장되고 있었다. 다양한 연구 결과 현재는 "(4) 치근막의 견인력에 의해 치아는 맹출한다."가 가장 유력한 설이다(**그림 5-1**).

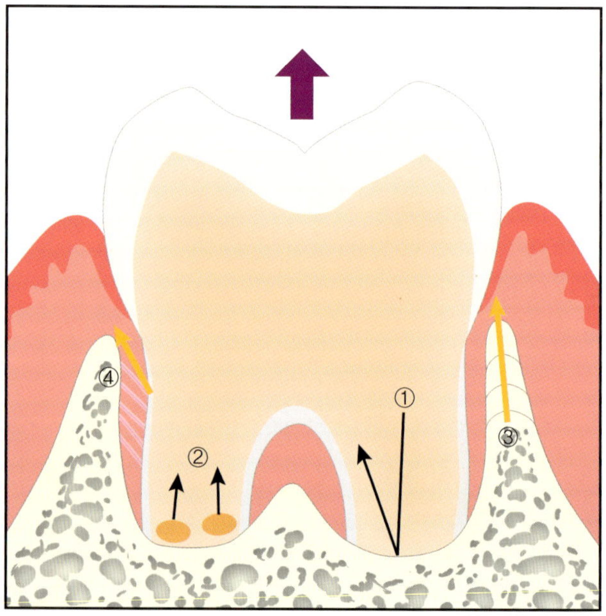

그림 5-1. 치아의 맹출에 동반한 이동(네 가지 가설)을 보이는 모식도. ① 치근의 성장, ② 혈관의 압력, ③ 뼈의 성장, ④ 치근막의 견인 중에서 현재는 '치근막의 견인'이 유력한 설이다. *참고문헌 2에서 변경 인용.

치근막 견인의 에너지가 무엇인지에 대해서는 다음 2개의 개념이 나와 있다[1,2].

① 콜라겐의 합성·분해가 치근막조직을 수축시킨다(**그림 5-2**).
② 근섬유아세포의 액틴이 치근막을 수축시킨다(**그림 5-3a, b**).

맹출 후의 비정상 이동

비정상 이동을 요약하면 다음과 같다.

① 유치의 조기 상실

인접치의 근심 이동으로 맹출로를 막는다.

② 맹출낭종(eruption cyst)

맹출 중의 치관을 낭포가 덮는 것으로 치조점막에 발생한다. 조직상은 여포성 치낭포(follicular cyst)와 같다.

③ 작은 턱

치아의 총생 때문에 매복치가 생긴다.

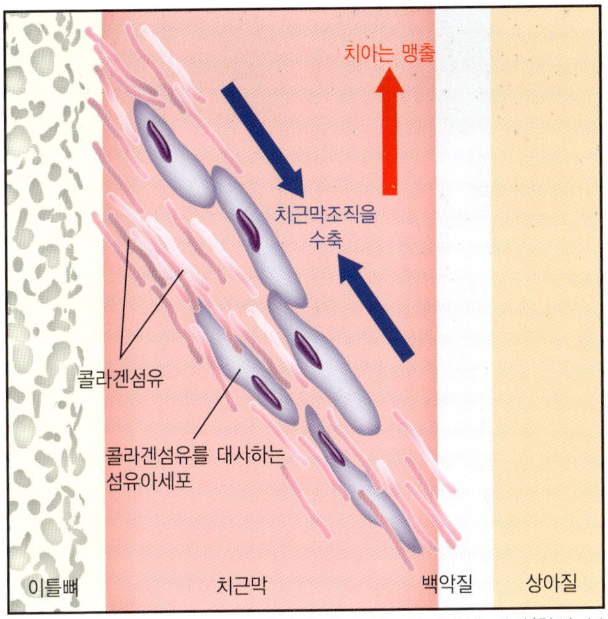

그림 5-2. 치근막 견인의 에너지에 대해서는 콜라겐의 대사(합성·분해)가 치근막조직을 수축시킴으로써 치아는 맹출한다고 생각되고 있다. *참고문헌 2에서 변경 인용.

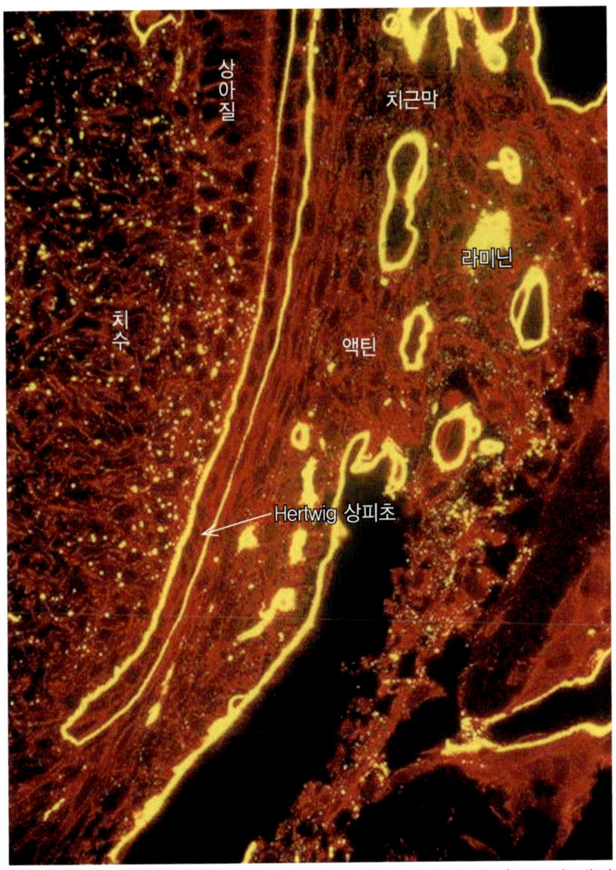

그림 5-3a. 맹출할 때 치근막조직 전체의 근섬유아세포(공초점 레이저 현미경사진). 액틴은 빨간색, 라미닌은 초록색의 색소로 표식하고 있는데 라미닌은 빨간색과 초록색이 섞여 노란색으로 보인다. 치근막 안의 조직은 액틴에 강하게 반응을 보이고 있어 근섬유아세포가 다수 있는 것을 알 수 있다.

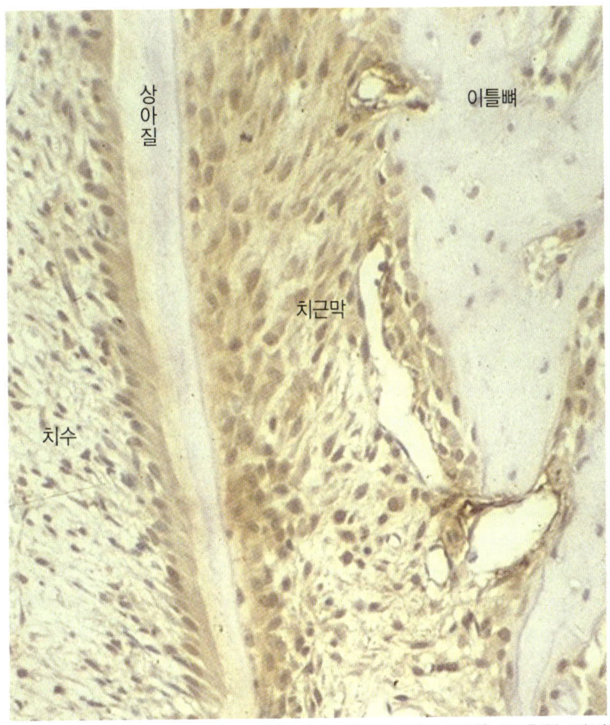

그림 5-3b. 치근막 안의 근섬유아세포(액틴 면역 염색). 맹출할 때의 치근막조직 안의 섬유아세포가 갈색으로 염색되어 액틴에 양성 반응을 보이고 있으므로 근섬유아세포라고 할 수 있다. 근섬유아세포의 액틴이 수축하고 치근막 전체가 견인되어 치아는 맹출한다.

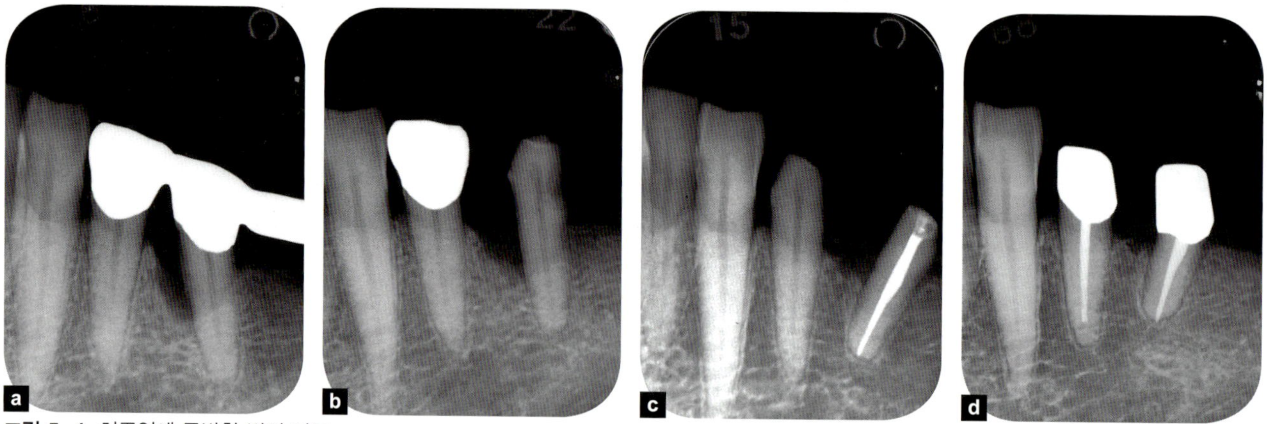

그림 5-4. 치주염에 동반한 병적 이동.
a: 초진의 방사선사진. #35의 근심에 깊은 치주낭이 있다.
b: 8개월 후의 방사선사진. 연결을 제거하고 치근면에 변연절제술(debridement)을 했다. 대합치와 접촉하지 않도록 해서 치아의 자연 이동을 도모했다. 치아는 원심으로 이동하고 거기에 동반해 치주조직에 변화가 관찰된다.
c: 3년 후의 방사선사진. 이동은 더 진행되어 치주조직이 개선되었다. 그 후 보철을 위해 인위적으로 근심으로 당겼다.
d: 7년 후의 방사선사진. 코누스(Konus) 의치의 지대치로 사용하고 있다.
*사진 제공: Kitagawara Takeshi(北川原 健) 선생님(나가노시 개업).

치주염에 동반한 병적 이동

치주질환에 의한 치아의 이동이나 동요는 치은의 종창·배농 및 이틀뼈의 흡수와 함께 주요한 임상 증상이라고 생각해 왔다. 그러나 치태조절·치근활택술을 철저히 하면 치아의 이동이나 동요가 개선될 뿐만 아니라 치주낭을 회피하면서 근심이동해 더 정출하여 신생뼈를 형성하는 것이 밝혀졌다[3](**그림 5-4**).

치주치료 및 치태조절로 치주조직의 염증이 개선되면, 치아의 동요가 멈추거나 치간이개가 닫히고 치아가 원래의 위치로 움직이는 일도 있다. 원래의 위치로 이동하는 기전에 대한 자세한 사항은 불명확하다. 치근막의 일그러짐이 변화하기 때문이라고 말하는 설명도 있지만 직접적인 근거는 없다. 단지 생각할 수 있는 것은 치조상 섬유군(즉, 치은섬유군)의 콜라겐섬유다발(특히 환상·반환상 섬유군)이 재생·재구축된 결과가 아니겠냐고 추측할 수 있다.

위와 같은 이유로 치주치료 기간에 시간이 지나면서 치아의 위치가 변화하는 것이라 고찰된다.

참고문헌

1. TenCate AR, Nanci A. Physiologic tooth movement: Eruption and shedding. Nanci A(ed). TenCate's Oral Histology. Development, structure and function, 6th Ed. St Louis: Mosby, 2003 : 275 - 298.
2. 下野正基. 新編治癒の病理. 東京：医歯薬出版, 2011, : 316 - 333.
3. 北川原健. 歯の移動と固定. In：治癒の病理 臨床編第2巻　歯周治療. 1994 : 231 - 265.

PART 3

구강외과학에 관한 의문

구강외과학 01 **치관절제술**

질문

치관절제술 후의 치유(치수조직도 포함하여)는 어떻게 진행됩니까?

대답

치수는 상아질다리를 형성합니다. 치근막은 백악질과 뼈조직을 형성하고 결합조직성 부착으로 치유합니다. 뼈조직은 치근막 및 뼈막으로부터 형성됩니다. 제2대구치 원심의 치근면에는 어려운 문제가 종종 남습니다. 매복 사랑니의 치수노출면은 뛰어난 봉쇄성과 생체친화성을 가지는 재료(MTA 등)로 봉쇄하는 것을 추천합니다.

【자세한 설명과 근거(evidence)】

치관절제술(coronectomy)이란

치관절제술은 매복 사랑니의 치관부를 제거하고 치근만을 뼈 안에 남기는 방법이다(**그림 1-1**). 하악관에 근접한 매복 사랑니 등에서 발치로 인한 하치조신경 손상의 위험이 높은 증례에 자주 적용되고 있다.

술식으로서는 통법의 매복치 발치 기술에 따라 치관을 노출시키고 백악-법랑경계(CEJ)보다 근첨측에서 치관을 절제한 후 치수노출면을 봉쇄(후술)해, 치관 절단면을 뼈 가장자리 3~4mm 아래가 되도록 한 상태에서 치근만을 뼈 안에 남기는 것이다. 뼈 안에 남겨진 치근은 건강한 뼈조직으로 덮여 임상적으로 해가 없는 상태로 안정시키는 것을 목표로 하는 방법이다[1,2].

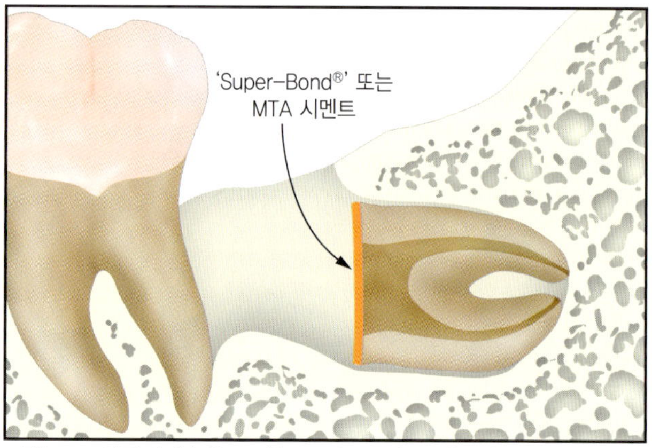

그림 1-1. 치관절제술을 보이는 모식도. 치수노출면은 4-META 레진 'Super-Bond®' 또는 MTA 시멘트 'Proroot MTA®'로 긴밀히 봉쇄하는 것을 추천한다.

치관절제술 후의 치유

치관절제술 후의 치유 및 재생에 관한 상세한 연구는 거의 보이지 않는다. 여기서는 치수, 치근막, 뼈조직의 일반적인 재생 능력·수복 기전을 바탕으로 고찰하겠다.

술중·술후의 감염이 없으면 봉쇄된 치수는 상아질다리를 형성해 치유한다. 치근막은 백악질과 뼈조직을 형성하고 백악질=치근막=뼈로 구성된 결합조직성 부착으로 치유한다. 뼈조직은 치근막·뼈막으로부터의 세포 공급으로 형성된다(**그림 1-2b**).

그러나 제2대구치 원심의 치근면에는 어려운 문제가 종종 남는다. 그것은 (1) 치태조절이 어렵다, (2) 사랑니 주위 조직과 인접해 있으므로 염증이 쉽게 퍼진다, (3) 제2대구치 원심측에서는 치근막이나 부착치은이 없으므로 치석제거술·치근활택술의 치료 효과를 기대할 수 없다는 보고[3] 등이다(**그림 1-2c**).

매복 사랑니 치수노출면에 대한 처치

치수노출면은 미세누출을 허락하지 않는 봉쇄성을 가지면서 생체친화성에 뛰어난 재료로 긴밀히 봉쇄하는 것

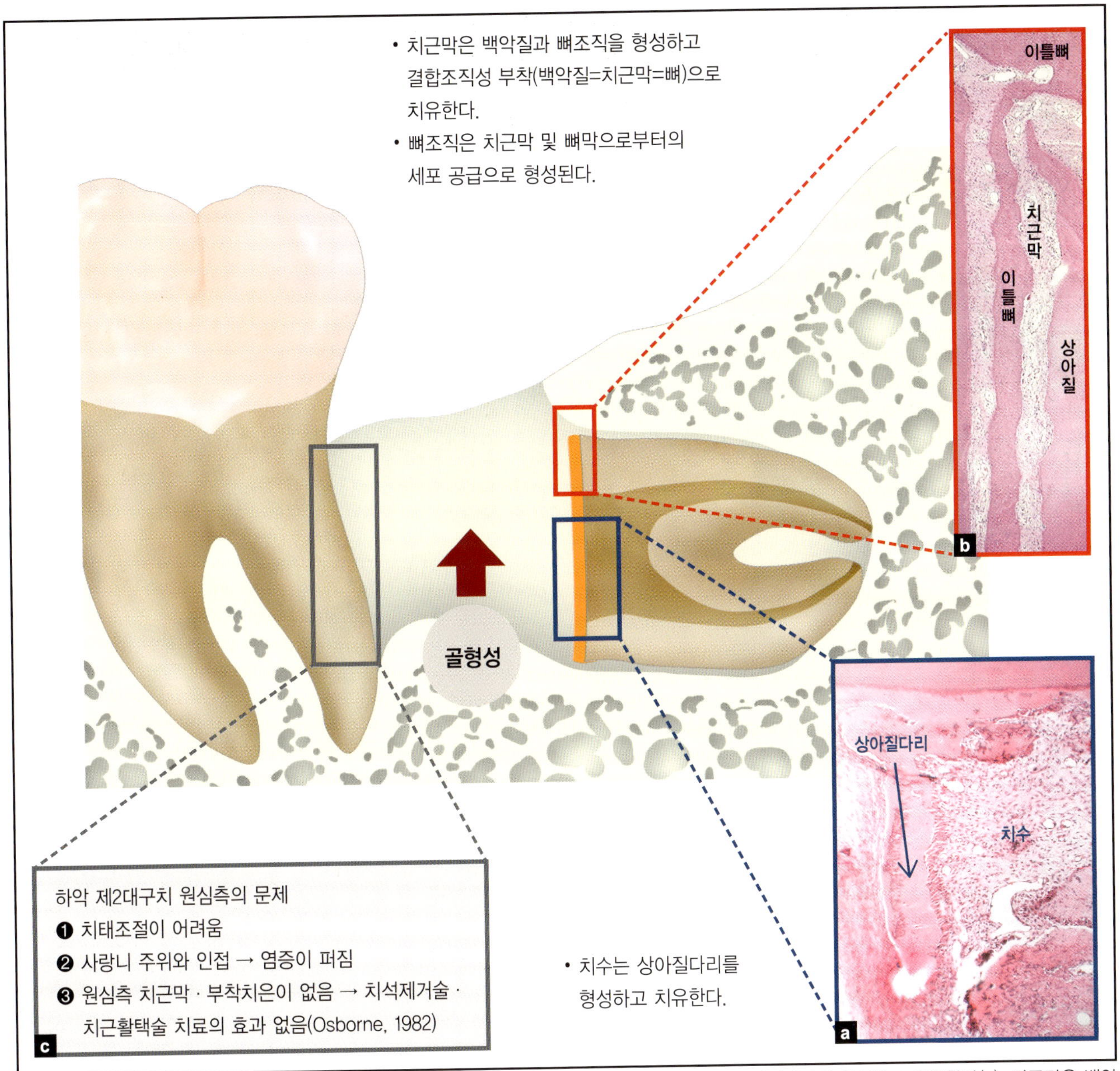

그림 1-2. 치관절제술 후의 치유를 보이는 모식도와 하악 제2대구치 원심부의 문제점. 치수는 상아질다리를 형성하고 치유한다(**a**). 치근막은 백악질과 뼈조직을 형성하고 결합조직성 부착(백악질=치근막=뼈)으로 치유한다(**b**). 뼈조직은 치근막 및 뼈막으로부터의 세포 공급으로 형성된다. 하악 제2대구치 원심부의 문제점(**c**)으로는 (1) 치태조절이 어렵고, (2) 사랑니 주위조직과 인접해 있으므로 염증이 쉽게 퍼지며, (3) 제2대구치 원심측에서는 치근막이나 부착치은이 없으므로 치석제거술·치근활택술의 치료 효과를 기대할 수 없다는 점이 지적된다.

이 바람직하다.

4-META 레진 'Super-Bond®'(Sun Medical) 및 MTA 시멘트 'Proroot MTA®'(Dentsply Sirona) 등이 평가가 좋은 재료이다[4,5].

참고문헌

1. 栗田賢一, 小原圭太郎. 歯冠部切除術(coronectomy)とは？ 日本歯科評論 2015；75(8)：97 - 103.
2. 栗田賢一, 谷口真一. 下顎第三大臼歯歯冠部切除術(コロネクトミー)の有用性と術式. 日本歯科医師会誌 2017；70：6 - 12.
3. Osborne WH, Snydera J, Tempel TR. Attachment levels and crevicular depths at the distal of mandibular second molars following removal of adjacent third molars. J Periodontol 1982；53：93 - 95.
4. 下野正基. 新編治癒の病理. 東京：医歯薬出版, 2011：186 - 294.
5. Torabinejad M. Mineral trioxide aggregate. Properties and clinical application. Oxford: Wiley Blackwell, 2014.

구강외과학 02 **발치와의 보존**

질문 발치 후에 콜라겐이나 β-TCP를 넣으면 치조제의 흡수를 줄일 수 있다는 근거는 있습니까?

대답 콜라겐이나 β-TCP가 발치와의 뼈재생을 촉진하고 이상적인 치유를 유도했다고 해도 그것이 장기적으로 보아 반드시 치조제 흡수를 줄이는 것으로 연결되는 것은 아닙니다. 발치와의 치유(그림 2-1)는 비교적 짧은 기간에 일어나는 현상이고 치조제 흡수는 장기적인 턱뼈의 변화이기 때문에 같은 수준으로 생각하는 것에는 무리가 있다고 생각됩니다. '발치와의 더 좋은 치유'가 '치조제 흡수를 줄이는 것'을 의미하는 것은 아닙니다. 따라서 콜라겐이나 β-TCP는 치조제 흡수를 줄이는 직접적 요인은 되지 않습니다.

【자세한 설명과 근거(evidence)】

β-TCP 과립·콜라겐의 임상적 의의

짧은 기간의 뼈재생에서 보면 β-TCP 과립은 물론 콜라겐이 '지지체'(공간 확보)로서 뼈재생에 관여하므로, 뼈전도로서의 근거는 있다고 생각된다. **뼈전도란** 골아세포에 작용해 **더 빠르고 더 많은** 뼈를 형성하는 것으로 뼈유도 능력과는 다르다. 발치와라는 개방 상처에서는 β-TCP 과립이 유출하는 등의 문제는 있지만, **콜라겐은 감염 방어의 관점에서도 임상적 의의는 있다**고 생각한다.

그러나 치조제의 흡수에는 뼈의 개조도 관여할 것이므로 콜라겐이나 β-TCP가 치조제 흡수를 직접 줄이는 근거는 없다고 생각된다.

이틀뼈·턱뼈의 구조

원래 '치조제'라는 임상적 용어의 본질을 조직학적으로 생각해 보면 턱뼈 몸체와 이틀뼈로 구성되어 있다. 둘 사이의 갈림길은 근첨이다. 근첨보다 치관측 가까이의 이틀뼈 정상까지가 '이틀뼈'이고 근첨에서 턱뼈 몸체에 가까운 부분이 '턱뼈'이다(82쪽 **그림 3-1** 참조).

치아가 맹출을 시작해 턱뼈에서 나오면 이틀뼈는 치아에 부속해 형성된다. 치근을 형성하고 치아가 교합평면에 이를 때까지 이틀뼈는 형성된다. 그 후 치주질환 등으로 이틀뼈는 조금씩 흡수된다.

참고로 개의 영구치 배아를 실험적으로 없애 유치가 탈락할 때까지의 경과를 관찰하면 영구치는 물론 맹출하지 않지만 그 턱에는 이틀뼈가 형성되지 않았다는 연구가 있다. 또한 다운증후군 등의 유전질환에서는 부분적으로 무치증(치배가 결여)이 보이는 일이 있는데, 이러한 부분에도 이틀뼈는 형성되지 않는다. 그러므로 **'이틀뼈는 치아 의존성 조직'**이라고 일반적으로 이야기한다[1-3]. 발치하면 이틀뼈가 소실하는 것은 생물학적으로도 이치에 맞는다고 할 수 있다.

시간과 개조

하나 더 중요한 점은 "뼈조직은 개조된다."라고 하는 것이다. 다시 말해서 단기적으로 뼈재생을 촉진해 양호한 치유를 유도했다고 해도 장기적으로 보면 시간의 경과에 따라 개조되어 뼈는 서서히 변화하고 퇴축하고 만다. 이 '시간'이라는 요소를 충분히 고려하지 않고 현상만을 토론하면 종종 상반되는 결과가 되어 "도대체 무엇이 올바른 것인가?"라는 의문만 남게 될 것이다.

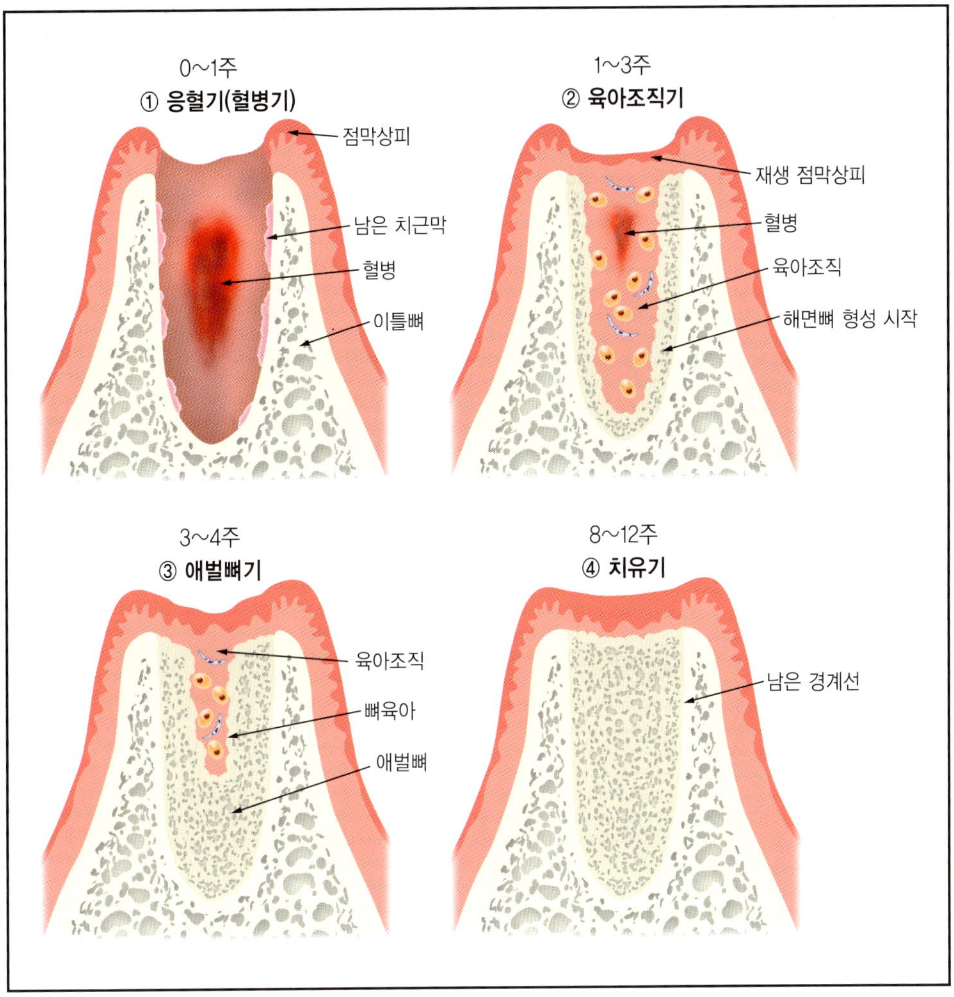

그림 2-1. 발치와의 치유 과정을 보이는 모식도. 제1기의 응혈기(혈병기)는 0~1주 후, 제2기의 육아조직기는 1~3주 후, 제3기의 애벌뼈기는 3~4주 후, 제4기의 치유기는 8~12주 후에 각각 일어난다. *참고문헌 3에서 변경 인용.

참고문헌

1. 下野正基, 山村武夫, 雨宮璋, 二階宏昌・訳. シュレーダー歯周組織. 東京：医歯薬出版, 1989.
2. 下野正基. 新編治癒の病理. 東京：医歯薬出版, 2011：53.
3. 下野正基, 髙田隆・編. 新口腔病理学. 東京：医歯薬出版, 2001：124 - 125.

구강외과학 **03** 발치 후의 이틀뼈

질문 발치 후 이틀뼈의 흡수 정도는 어떤 조건에서 변합니까?

대답 **발치 전 이틀뼈의 양, 주위의 뼈 높이, 염증의 유·무, 부적합 보철물 등이 이틀뼈흡수의 정도에 영향을 준다고 생각됩니다. 특히 치조제에 가해지는 하중이 너무 큰 부적합 보철물은 흡수를 촉진하는 한편 잔존치근이 있거나 임플란트를 식립하면 흡수는 억제되는 것으로 알려져 있습니다.**

【자세한 설명과 근거(evidence)】

이틀뼈의 기본 원칙

이틀뼈를 해부학적으로 보면 상악에서는 치조돌기라고 불리고 하악에서는 치조라고 불린다[1]. 발치 후의 이틀뼈흡수는 억제할 수 없다. 왜냐하면 이틀뼈는 치아 의존성 조직이기 때문이다. 치아가 없어지면 이틀뼈 또한 소실하는 운명에 있다. 발치 후의 뼈조직은 치아가 없는 셈이기 때문에 이미 이틀뼈라고 부르지는 않는다. 보통은 턱뼈 또는 치조제라 불린다.

고유이틀뼈(방사선사진에서는 치조경선)는 치근막 의존성 조직이므로 치근막이 없어지면 소실한다[1](그림 3-1).

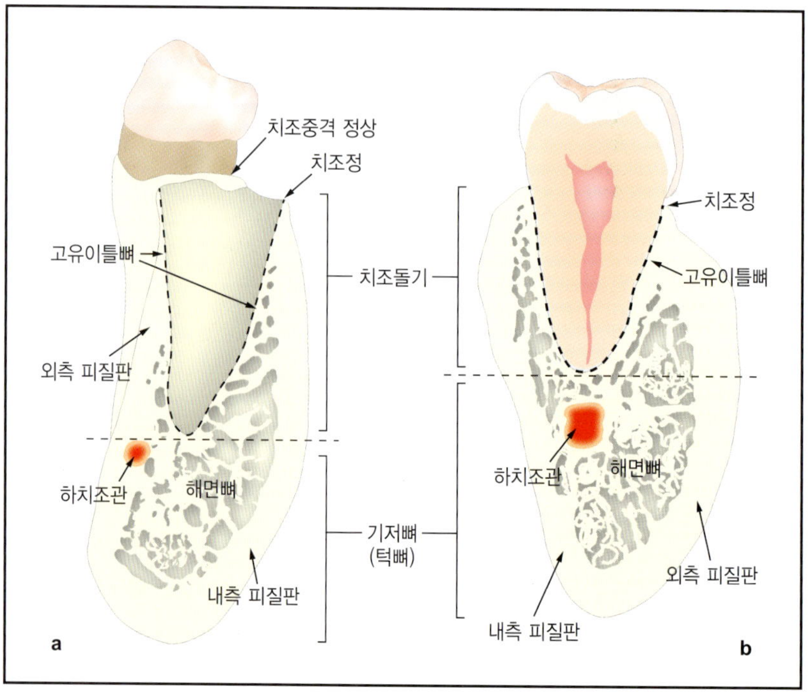

그림 3-1. 성인 아래턱뼈의 횡단면. 이틀뼈란 이틀뼈 정상과 근첨 사이에 있는 뼈조직이다. 근첨보다 아래는 턱뼈이다. *참고문헌 1에서 변경 인용.

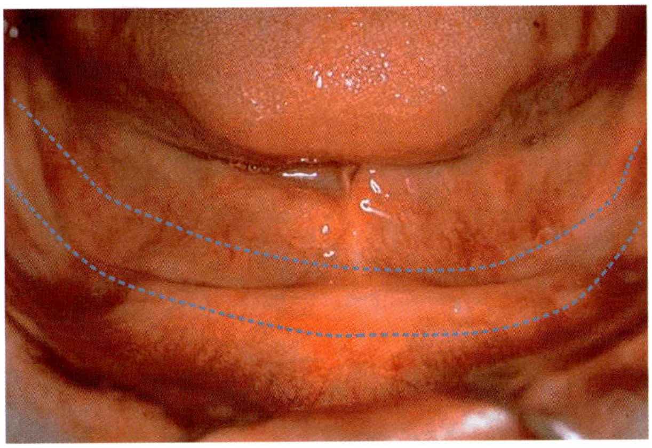

그림 3-2. 심하게 흡수한 치조제를 보이는 구강내 사진. 점선은 치조제의 위치를 나타낸다.

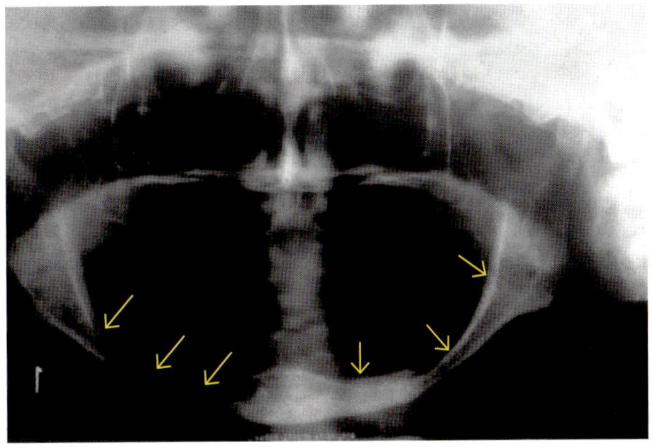

그림 3-3. 파노라마 방사선사진. 아래턱뼈는 심하게 흡수되어 직선 모양이다(노란색 화살표).

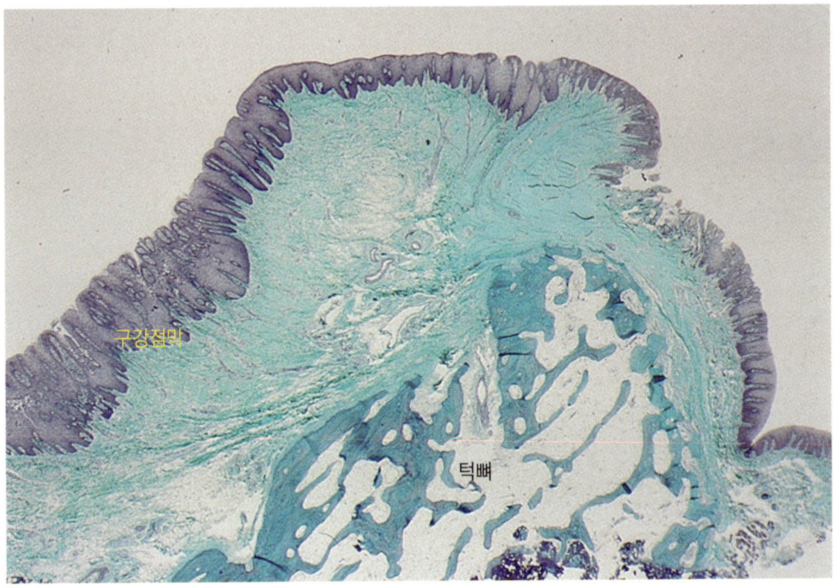

그림 3-4. 무치악 치조제의 병리조직상[아잔 염색(Azan stain)]. 턱뼈는 해면뼈에서 위축해 흡수되고 높이가 낮다. 구강점막 아래의 콜라겐섬유와 뼈조직은 초록색을 띤 파란색으로 염색되었다.

근거

관련 근거로는 다음과 같은 것이 보고되어 있다[1].

① 신생아의 유치 치배 또는 영구치 치배를 실험적으로 제거하면 이틀뼈는 발육하지 않는다.

② 사람의 무치증에서는 이틀뼈가 보기 드물게 없다.

③ 사람 영구치를 모두 발거하면 이틀뼈는 위축한다[1].

부적합 의치 사용으로 인한 치조제의 매우 분명한 흡수

환자 스스로가 자기 의치를 조정하여 사용한 결과 치조제가 심하게 흡수한 증례이다(**그림 3-2**). 파노라마 방사선사진에서 현저한 흡수를 받은 아래턱뼈는 직선 모양이다(**그림 3-3**).

무치악의 치조제를 병리조직학적으로 관찰하면 턱뼈는 위축·흡수해 분명히 높이가 감소하고 있다(**그림 3-4**).

참고문헌

1. 下野正基, 山村武夫, 雨宮璋, 二階宏昌・訳. シュレーダー歯周組織. 東京：医歯薬出版, 1989：133 - 170.

구강외과학 04

BRONJ · MRONJ · ARONJ ①

질문 비스포스포네이트계 약제 관련 턱뼈괴사는 어떤 임상 증상을 나타냅니까?

대답 비스포스포네이트계 약제 관련 턱뼈괴사의 임상 증상은 뼈노출이나 뼈괴사 등 다채롭습니다. 턱뼈괴사의 발생률은 주사용 비스포스포네이트제제를 투여받은 환자가 경구 비스포스포네이트제제를 투여받은 환자보다 높다고 합니다[1].

【자세한 설명과 근거(evidence)】

비스포스포네이트계 약제 관련 턱뼈괴사

비스포스포네이트계 약제 관련 턱뼈괴사(bisphosphonate-related osteonecrosis of the jaw; BRONJ)는 관련된 약제가 비스포스포네이트에 한정하지 않는다는 사실로부터 오늘날에는 약제 관련성 턱뼈괴사(medication-related osteonecrosis of the jaw; MRONJ)[3] 또는 뼈흡수 억제제 관련 턱뼈괴사(anti-resorptive agents-related osteonecrosis of the jaw; ARONJ)[4]라고 불리는 일도 있다. 비스포스포네이트계 약제 관련 턱뼈괴사의 임상 증상을 정리하면 **표 4-1**과 같다[1,2].

비스포스포네이트계 약제가 이용되는 경우

뼈의 양이 감소하기 때문에 뼈가 약해져 골절하기 쉬워진 병태를 골다공증이라 하고 고령의 여성에게 많은 질환이다. 원인은 나이가 드는 것과 폐경에 의한 여성호르몬의 결핍이다. 증상은 골절이 되고서야 비로소 나타난다. 고령자의 병상 생활(치매의 발병·진행과 관계가 있음)의 원인이 되므로 큰 사회 문제가 되고 있어서 골다공증의 치료·예방에 비스포스포네이트제제가 이용되고 있다. 또한 악성 종양에 적용되는 항RANKL 항체와 혈관 신생 저해제도 턱뼈괴사를 일으키는 원인이 되는 경우가 있다[3].

표 4-1. 비스포스포네이트계 약제 관련 턱뼈괴사의 임상 증상

① 뼈노출 / 뼈괴사
② 통증
③ 종창
④ 턱끝 부위의 지각 이상
⑤ 배농
⑥ 궤양
⑦ 구강내 누공
⑧ 치아의 동요
⑨ 깊은 치주낭
⑩ 방사선사진은 변화 없거나 뼈용해·뼈경화상까지 다양함

참고문헌

1. 米田俊之, 萩野浩, 杉本利嗣, 大田博明, 高橋俊二, 宗圓聰, 田口明, 豊澤悟, 永田俊彦, 浦出雅裕(ビスフォスフォネート関連顎骨壊死検討委員会). ビスフォスフォネート関連顎骨壊死に対するポジションペーパー. 日本歯周病学会誌 2010；52：265 - 269.
2. 下野正基. 新編治癒の病理. 東京：医歯薬出版, 2011：105 - 108.
3. 柴原孝彦, 岸本裕充, 矢郷香, 野村武史. 薬剤・ビスフォスフォネート関連顎骨壊死 MRONJ・BRONJ. 東京：クインテッセンス出版, 2016.
4. 顎骨壊死検討委員会(米田俊之, 萩野浩, 杉本俊嗣, 太田博明, 高橋俊二, 宗圓聰, 田口明, 永田俊彦, 浦出雅裕, 柴原孝彦, 豊澤悟). 骨吸収抑制薬関連顎骨壊死の病態と管理：顎骨壊死検討委員会ポジションペーパー2016. http://www.perio.jp/file/news/info_160926.pdf

구강외과학 05

BRONJ · MRONJ · ARONJ ②

질문 비스포스포네이트계 약제 관련 턱뼈괴사(BRONJ)의 진단기준과 치료 지침은 무엇입니까?

대답 진단을 위해서는 3개의 진단기준이 만족되어야 합니다. 치료 지침의 기본은 턱뼈괴사의 진행을 억제하는 것입니다.

【자세한 설명과 근거(evidence)】

BRONJ의 진단기준

① 현재 혹은 과거에 비스포스포네이트제제를 이용한 치료 이력이 있다.

② 턱뼈에 방사선조사 이력이 없다.

③ 구강악안면 영역에 뼈노출이나 뼈괴사가 8주일 이상 지속되고 있다.

BRONJ의 치료 지침

① 턱뼈괴사의 진행을 억제한다.

② 통증이나 지각 이상의 완화나 감염 제어를 통해 환자의 QOL을 유지한다.

③ 환자 교육 및 경과 관찰을 시행하고 구강내 청소를 철저히 한다.

뼈개조와 턱뼈괴사

건강한 뼈조직은 흡수와 첨가가 균형 있게 일어나 개조되고 있다. 그러나 나이가 들거나 에스트로겐의 저하 때문에 뼈흡수가 촉진되면 골다공증이 생긴다.

한편 골다공증의 치료제인 비스포스포네이트제제는 뼈흡수를 억제하지만, 구강이 특수한 환경에 있어서 감염되기 쉬우므로 턱뼈괴사를 일으킨다고 생각된다.

구강점막이 얇고 게다가 치아가 있으므로 감염은 직접 턱뼈에 도달하기 쉽고, 구강에는 무수한 구강내 세균이 상주하고 있는 특수한 환경에 있다는 것이 감염·괴사를 야기할 수 있는 원인으로 생각된다(**그림 5–1**)[1,2].

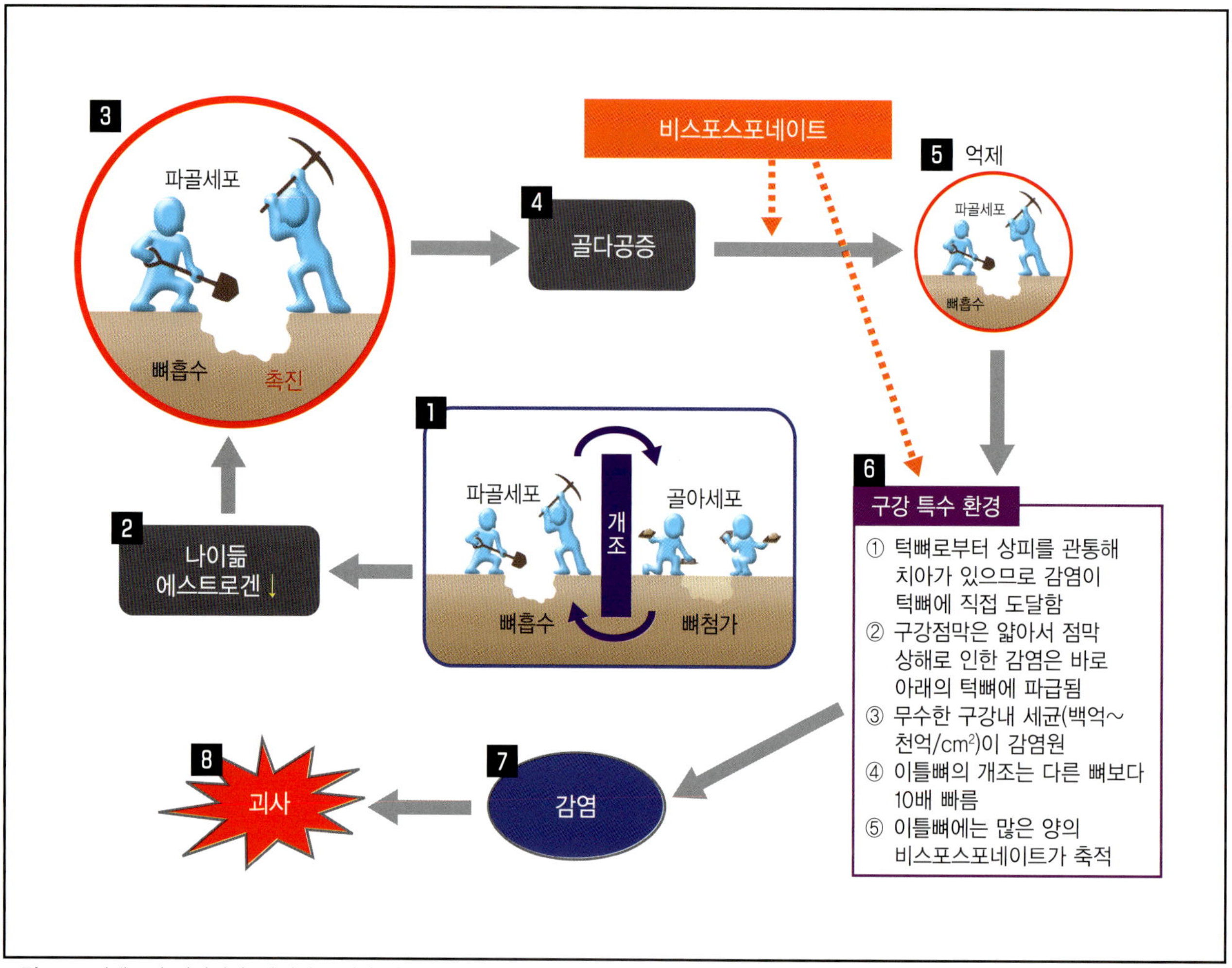

그림 5-1. 뼈개조와 턱뼈괴사. 나이가 들거나 에스트로겐 저하로 뼈흡수가 촉진해 골다공증이 생긴다. 골다공증치료제인 비스포스포네이트제제는 뼈흡수를 억제하지만, 구강이 특수한 환경에 있어 감염하기 쉬우므로 턱뼈괴사를 일으킨다고 생각된다.

참고문헌

1. 米田俊之, 萩野浩, 杉本利嗣, 大田博明, 高橋俊二, 宗圓聰, 田口明, 豊澤悟, 永田俊彦, 浦出雅裕(ビスフォスフォネート関連顎骨壊死検討委員会). ビスフォスフォネート関連顎骨壊死に対するポジションペーパー. 日本歯周病学会誌 2010 ; 52 : 265 - 269.
2. 下野正基. 新編治癒の病理. 東京 : 医歯薬出版, 2011 : 105 - 108.

PART 4

이식·재식학에 관한 의문

이식·재식학 01

치근막 ① 치아유착

질문 치아유착이 일어나기 쉬운 치근막의 상태란 무엇입니까?

대답 **이식·재식 치아의 치근막에 $9mm^2$ 이상 큰 결손이 발생한 경우는 치아유착(ankylosis)이 일어난다고 알려져 있습니다.**

【자세한 설명과 근거(evidence)】

치근막의 결손과 치아유착

치아의 이식·재식에 관해 Andreasen은 "치근막을 제거한 범위가 $9mm^2$ 이상 커지면 치아유착이 일어나고, 그것보다 작으면 치근막의 재생이 일어난다."라고 보고하고 있다[1]. 따라서 발치할 때의 손상으로 **$1cm^2$가 넘는 치근막의 결손이 발생한 경우는 이식·재식 전에 과감히 발치와의 벽을 삭제하고 치아와 뼈 사이에 충분한 거리를 확보하**

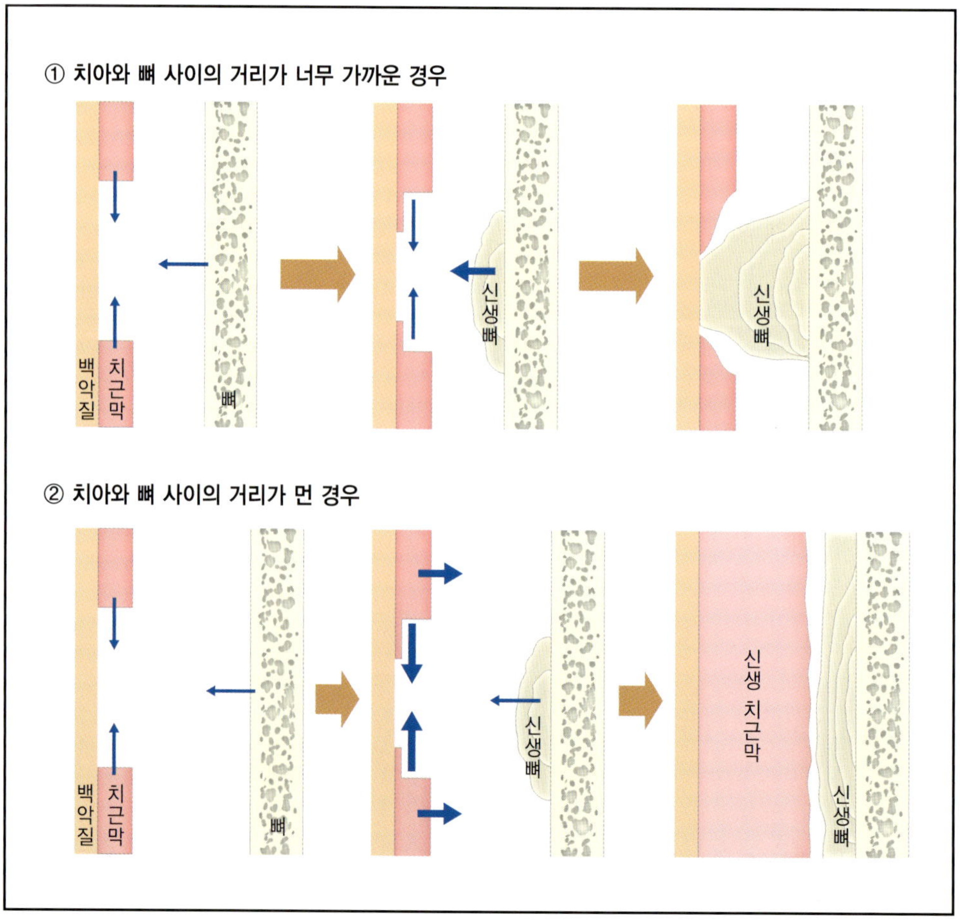

그림 1-1. 치근막의 폭과 치아유착.
① **치아와 뼈 사이의 거리가 너무 가까운 경우**
비교적 작은 결손으로도 치아유착이 일어날 가능성이 있다.
② **치아와 뼈 사이의 거리가 먼 경우**
치근막의 재생이 일어나고 치아유착은 일어나기 어렵다고 생각된다.
*참고문헌 3에서 변경 인용.

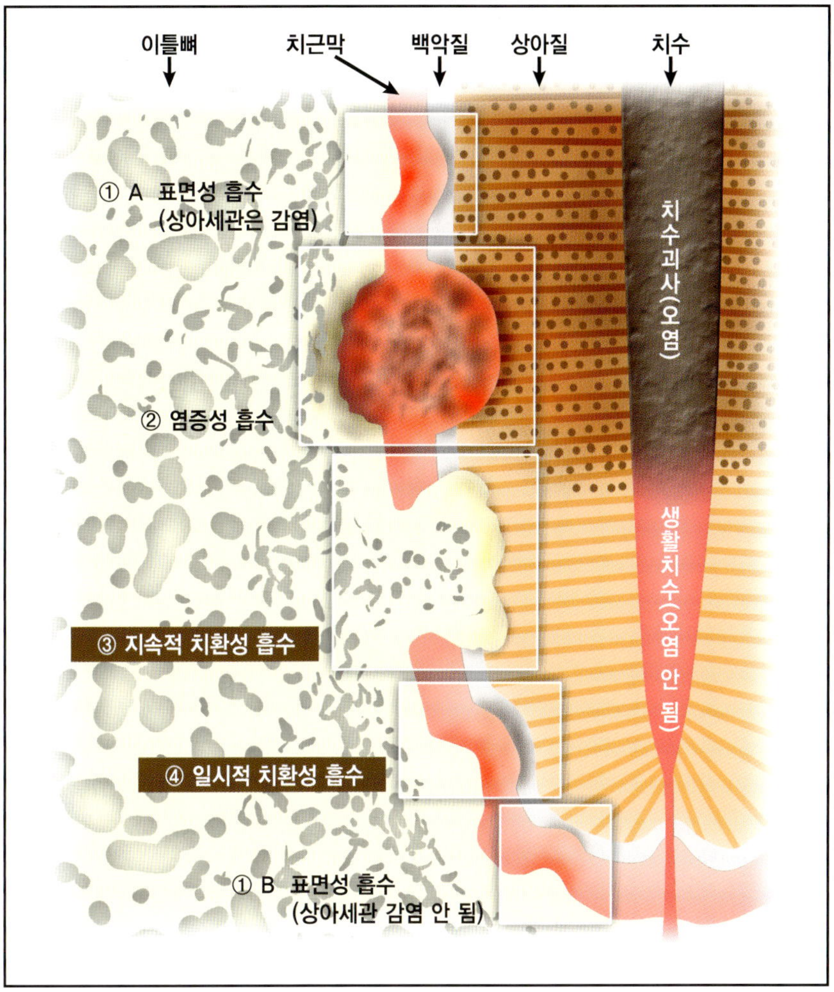

그림 1-2. 치근흡수를 보이는 모식도. 치근흡수에는 ① 표면성 흡수, ② 염증성 흡수, ③ 지속적 치환성 흡수, ④ 일시적 치환성 흡수가 있다.
*참고문헌 5에서 일부 변경 인용.

는 것이 중요하다고 생각된다. 재식할 때는 원래의 발치와에 치아를 되돌리게 되는데 그때도 발치와를 한층 더 삭제할 것을 추천한다[2].

치아유착을 이식보다 재식에서 많이 볼 수 있는 이유는 무엇인가?

재식 후의 유착이 이식의 경우보다 많은 이유는 치아와 뼈 사이의 거리가 너무 가까운 것이 한 요인으로 알려져 있다. 치근막이 완전히 남아 있는 경우에는 이러한 걱정이 필요 없지만, 대부분 **발치할 때 일부의 치근막이 떨어져 나가 버린다. 그 치아를 같은 발치와에 재식하므로 아무래도 치아와 뼈 사이의 거리가 가까워져 버리기 때문**이다.

한편 이식의 경우에는 치근의 형태대로 인공적인 발치와를 만드는 것이 불가능하므로 상당히 큰 와동을 형성하고 이식을 하게 되는데, 설명한 대로 치아에 부착한 치근막의 뼈형성 능력에 의해 너무 멀었던 공간은 깔끔하게 메워진다. 따라서 치아와 뼈 사이의 공간 확보는 중요한 포인트로 생각된다[2,3](**그림 1-1**).

치아유착과 치환성 흡수

치근막에 의한 결합이 없어지고 백악질과 이틀뼈가 유합하는 것을 '치아유착'(ankylosis)이라고 한다. 강한 외상에 의해 치근막의 가장 내층 및 백악질이 손상을 입어 일어난다고 생각된다.

치아유착은 단지 백악질과 이틀뼈가 유합할 뿐만 아니라 치아의 치환성 흡수도 의미하고 있다. 다시 말해서 뼈의 개조와 비슷한 '흡수'와 '첨가' 현상이 반복해서 일어나는데, 뼈의 개조에서는 '뼈흡수'와 '뼈첨가'가 반복되는 데 비해 치환성 흡수에서는 '치아의 흡수'와 '뼈첨가'가 일어난다. 따라서 치아가 점점 흡수되어 가므로 결코 좋은 치유

기전이 아니다.

치아유착(치환성 흡수)은 재식 후 약 2주일에 보인다. 치환성 흡수에는 (1) **지속적 치환성 흡수**와 (2) **일시적 치환성 흡수**가 있다. '지속적 치환성 흡수'는 치근 전체가 서서히 흡수되는 것으로 이식·재식 전에 치근막을 제거한 경우에 발생한다고 한다. '일시적 치환성 흡수'의 치아유착은 일회성으로 나중에 소실(정지)하는 것이다. 치근 표면의 좁은 범위에 일어난다고 알려져 있다.

치근흡수에는 치환성 흡수 외에도 '표면성 흡수' 및 '염증성 흡수'가 있다[4,5]**(그림 1-2)**.

이식·재식 후의 치근막의 상처치유

이식·재식 후의 치근막의 변화를 요약하면 다음과 같다[3].

직후~1일 후: 출혈·혈병

3~5일 후: 출혈·혈병·삼출액·간엽계줄기세포·혈관출아

1주 후: 콜라겐끼리의 결합·혈관형성·세포/섬유의 형성

2주 후: 뼈/백악질/치근막의 신생

3주 후: 치근막섬유의 재배열·혈관 수복·(치조와의 새로운 형성)

이식 치아의 치수 변화

이식 치아의 치수가 어떻게 변화하는지에 대한 Skoglund 등의 유명한 실험이 있다. 개를 사용해 치근 미완성 치아를 재식 혹은 이식했을 때의 치수 혈류의 회복에 대해서 조영제를 주입해 검색한 연구이다.

4일 후에는 근첨부에 소수의 미세한 혈관이 보이고 10일 후에는 치수강의 근첨측 절반의 위치까지 혈관이 보이며 30일 후에는 치수강 전체에 걸쳐 다수의 혈관이 확인되었다. 혈류의 회복은 주로 신생 혈관에 의한 것이지만 남아 있었던 혈관과의 문합에 의한 것도 관찰되었다고 기록되어 있다[6].

참고문헌

1. Andreasen JO, 月星光博, 花田晃治, 毛利環, 井上孝. 自家歯牙移植の基本と科学を理解するために. the Quintessence 1994 ; 13 : 64 - 87.
2. 下野正基, 井上孝. 移植・再植における歯根膜の重要性. In : 下野正基, 飯島国好・編. 治癒の病理, 臨床編, 第3巻 歯の移植・再植. 東京 : 医歯薬出版, 1995 : 85 - 106.
3. 下野正基. 新編治癒の病理. 東京 : 医歯薬出版, 2011 : 296 - 333.
4. Andreasen JO. Atlas of Replantation and Trans-Plantation of Teeth. Medi Globe, 1992.
5. 下地勲. 移植成功の条件. In : 下野正基, 飯島国好・編. 治癒の病理, 臨床編, 第3巻, 歯の移植・再植. 東京 : 医歯薬出版, 1995 : 32 - 52.
6. Skoglund A, Tronstad L, Wallenius KA. A microangiographic study of vascular changes in replanted and autotransplanted teeth of young dogs. Oral Surg Oral Med Oral Pathol 1978 ; 45 : 17 - 28.

이식·재식학 02

치근막 ② 부위 특성

질문 어느 부위에서나 치근막의 특성은 같습니까?

대답 **치근막의 부위를 백악질 쪽, 이틀뼈 쪽, 중앙의 3개 영역으로 나누고 특성을 살펴보면 다음과 같은 것을 알 수 있었습니다. (1) 세포 밀도는, 백악질 쪽 > 이틀뼈 쪽 > 중앙의 순서대로 높다. (2) 혈관의 분포는, 이틀뼈 쪽 > 중앙 > 백악질 쪽의 순서대로 많다. (3) PCNA 양성세포는, 중앙 > 백악질 쪽 > 이틀뼈 쪽의 순서대로 많다. (4) 혈관 주위의 세포는, 중앙 > 이틀뼈 쪽 > 백악질 쪽의 순서대로 많다.**

【자세한 설명과 근거(evidence)】

치근막의 부위별 특성을 밝히기 위해서 실험 비글견의 치근막을 백악질 쪽 1/3, 중앙 1/3, 이틀뼈 쪽 1/3로 나누어 각각의 세포 밀도, 혈관이 차지하는 비율, PCNA 양성세포를 형태 계측했다(**그림 2-1**). 그 결과 백악질 쪽의 치근막이 세포 밀도는 가장 높고 혈관은 가장 적으며 PCNA 양성세포는 중간이었다. 한편 이틀뼈 쪽의 치근막이 세포 밀도는 중간이고 혈관은 가장 많으며 PCNA 양성세포는 최소였다[1]. 다시 말해서 치주조직 재생에 중요한 세포 밀도와 PCNA 양성세포에 대해서는 백악질 쪽의 치근막이 뛰어나다고 평가되었다[2,3](**표 2-1**).

표 2-1. 치근막의 특성. 백악질 쪽 1/3의 치근막은 세포 밀도가 높고 혈관은 적으며 PCNA 양성세포가 중등도로 포함되어 있다. *참고문헌 3에서 변경 인용

	많다	보통	적다
세포 밀도	백악질 쪽 1/3	이틀뼈 쪽 1/3	중앙 1/3
혈관	이틀뼈 쪽 1/3	중앙 1/3	백악질 쪽 1/3
PCNA 양성세포	중앙 1/3	백악질 쪽 1/3	이틀뼈 쪽 1/3
혈관 관련	중앙 1/3	이틀뼈 쪽 1/3	백악질 쪽 1/3

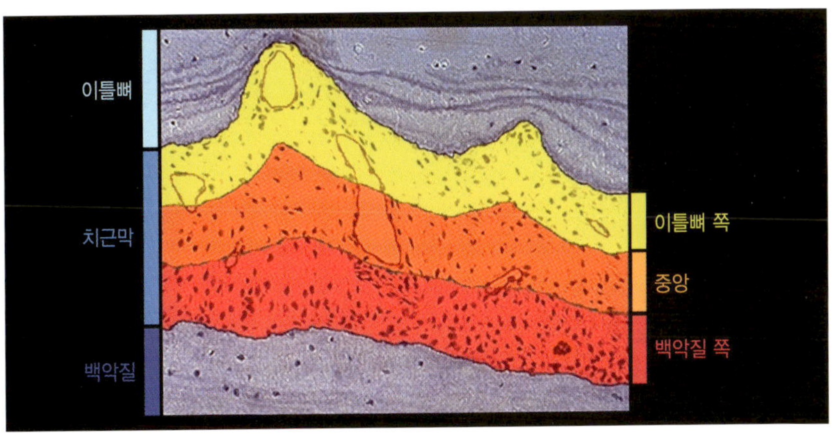

그림 2-1. 개 치근막의 계측 부위를 보이는 모식도. 치근막의 부위 특성을 조사하기 위해서 치근막을 이틀뼈 쪽, 백악질 쪽, 중앙의 3개 영역으로 나누었다. 세포 밀도, 혈관이 차지하는 면적, PCNA 양성세포, Malassez 상피잔유의 국지성을 검색했다. *참고문헌 3에서 변경 인용.

참고문헌

1. 井上孝, 橋本貞充, 臼田準, 下野正基. ビーグル犬における歯根膜の恒常性維持に関する因子の検索. とくに細胞と脈管分布密度の免疫組織化学的検討. 歯科基礎誌 1993 ; 35 : 485 - 495.
2. 下野正基, 井上孝. 移植・再植における歯根膜の重要性. In : 下野正基, 飯島国好・編. 治癒の病理 臨床編 第3巻 : 歯の移植・再植. 東京 : 医歯薬出版, 1995 : 85 - 106.
3. 下野正基. 新編治癒の病理. 東京 : 医歯薬出版, 2011 : 298 - 300.

이식·재식학 03

치근막 ③ 이식·재식

질문 치아의 이식·재식을 성공시키는 포인트는 무엇입니까?

대답 **성공시키는 포인트는 치근막의 특성(치근 중앙부의 치근막을 손상하지 않음, 15분 이상 건조시키지 않음, 치근막의 보존에는 우유가 좋음)을 이해하고 취급하는 것입니다.**

【자세한 설명과 근거(evidence)】

치근막을 적절히 취급하기 위해서 유의해야 할 점은 (1) 치근막의 폭, (2) 치근막의 기능, (3) 치근막의 턴오버, (4) 발거 치아에 부착하는 치근막의 특성, (5) 치근막의 부위별 특성, (6) 치아의 재식으로부터 본 치근막의 특성이다[1].

치근막의 폭

사람 치근막의 폭은 0.15~0.38mm이다. 치근막 공극은 나이가 들어감에 따라 좁아지고 기능 상태에 따라서도 변화한다. **일반적으로 치근 중앙에서 치근막의 폭이 좁아지므로 발치할 때는 이 부분의 치근막을 손상하지 않도록** 주의해야 한다.

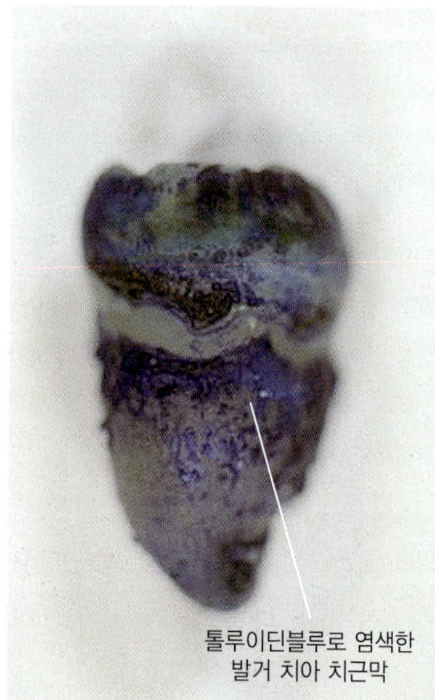

그림 3-1. 톨루이딘블루로 염색한 발거 치아 치근막. 발거 치아를 톨루이딘블루로 염색하면 치근막이 진하게 염색된다. 치태도 똑같이 염색된다. *참고문헌 1에서 인용.

치근막의 기능

치근막의 기능은 ① 지지, ② 감각, ③ 영양, ④ 항상성, ⑤ 재생이다[1].

치근막의 턴오버

치근막의 턴오버에서 중요한 것은 치근막의 콜라겐 대사가 활발하다는 사실이다. 콜라겐의 교대율(생산되고 나서 흡수되기까지의 시간)을 반감기로 나타내면 치근막에서 1일, 치은에서 5일, 피부에서 15일, 이틀뼈에서 6일이다(이 책의 1권 치주학 18 참조). 치근막의 콜라겐 대사는 치은이나 피부보다 5~15배나 턴오버가 빠르다. 이것은 치근막의 섬유아세포는 콜라겐을 생산할 뿐만 아니라 콜라겐을 탐식할 수 있기 때문이라고 생각된다. 치근막 콜라겐의 턴오버가 매우 빠르다는 것은 치근막 콜라겐섬유의 재조정이 빠르다는 것을 의미해 교정적 치아이동, 치아의 이식·재식 및 치주조직의 재생에 공헌하고 있다[1].

발거 치아에 부착하는 치근막의 특성

발거 치아의 치근면에 부착되어 있는 치근막은 톨루이

딘블루 염색을 하면 임상적으로 쉽게 관찰할 수 있다(**그림 3-1**).

발거 치아를 탈회하고 파라핀에 포매(embedding) 후 절편 작성, HE 염색하면 치근에 부착되어 있는 치근막을 볼 수 있다. 이것을 형태 계측한 결과 발거 치아에는 평균 약 55%의 비율로 치근막이 부착되어 있는 것이 밝혀졌다[1,2].

한편 생리적 기능을 할 때 치근막의 DNA 합성세포(분열·증식하는 세포)는 1~4%이지만 상해를 가하면 증식하는 세포는 6배가 된다는 것도 보고되어 있다[3].

발거 치아에 부착한(남아 있는) 치근막(**그림 3-2**)은 평균 약 55%로 이것이 6배로 증식하므로 0.55×6=3.3이 되어, "발거 치아에 부착하는 치근막은 전체에서 3.3배의 증식 능력을 갖추고 있다."라고 생각된다[1].

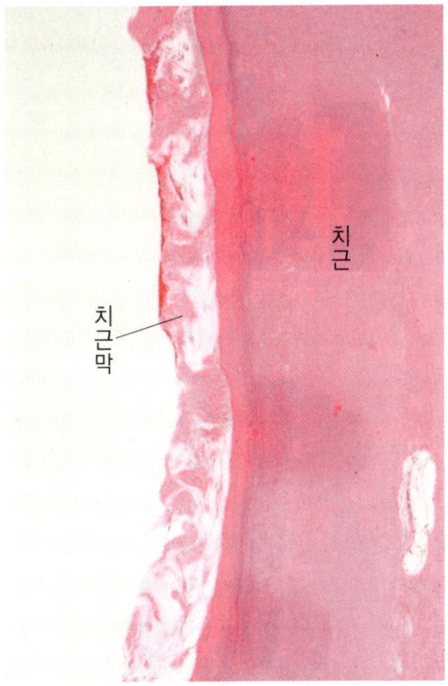

그림 3-2. 발거 치아 치근막을 보이는 조직 형태. 발거 치아를 고정, 탈회, 포매해 절편을 작성한 후 HE(hematoxylin and eosin) 염색을 했다. 치근 표면에 치근막이 부착되어 있는 것을 알 수 있다. *참고문헌 1에서 인용.

치근막의 부위별 특성

'이식·재식학 02'를 참조하기 바란다.

치아의 재식으로부터 본 치근막의 특성

치아의 재식을 위한 치근막의 보존 조건을 밝히기 위해서 개의 치아를 발거해 치근막에 다양한 실험 조건을 준 후 재식하고, 치근막의 변화를 관찰한 연구가 있다[4]. 그 결과를 요약하면 다음과 같다(**그림 3-3a~f**).

① 치근막은 건조에 약하다(**건조 허용 시간은 약 15분**으로 이것을 넘으면 치근막은 생존할 수 없다고 알려져 있음).

② **치근막의 보존에는 우유가 좋다**[왜냐하면 우유는 약산성(pH 6.43~6.76)인데 삼투압이 230mOsmol인 것이 치근막에 있어서 매우 적절하기 때문임](**그림 3-3a~f**).

치아의 이식·재식을 성공시키는 포인트의 하나로 **'치근막을 건조시키지 않는 것'**을 들 수 있다. 구강 밖의 처치이기 때문에 **15분 이상 건조시킬 가능성이 있을 때는 치근막을 포함한 치아를 일단 우유(또는 치근막 보존액)에 담가 건조를 방지하면서 작업**하는 것이 중요하다.

참고문헌

1. 下野正基. 新編治癒の病理. 東京：医歯薬出版, 2011：62 - 74, 296 - 315.
2. Shimono M, Ishikawa T, Ishikawa H, Matsuzaki H, Hashimoto S, Muramatsu T, Shima K, Matsuzaka K, Inoue T. Regulatory mechanisms of periodontal regeneration. Microsc Res Tech 2003；60：491 - 502.
3. Gould TR, Melcher AH, Brunette DM. Location of progenitor cells in periodontal ligament of mouse molar stimulated by wounding. Anat Rec 1977；188：133 - 142.
4. Hammarström L, Pierce A, Blomlöf L, Feiglin B, Lindskog S. Tooth avulsion and replantation -A review. Endod Dent Traumatol 1986；2：1 - 8.

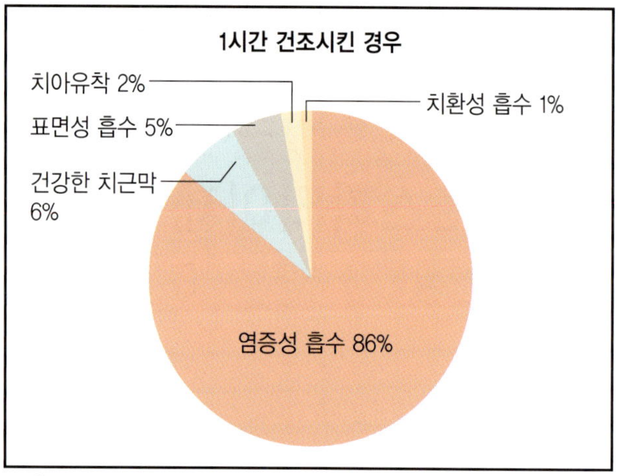

그림 3-3a. 치근막을 1시간 건조시킨 뒤 자가 치아 이식한 경우의 경과. *참고문헌 4에서 변경 인용.

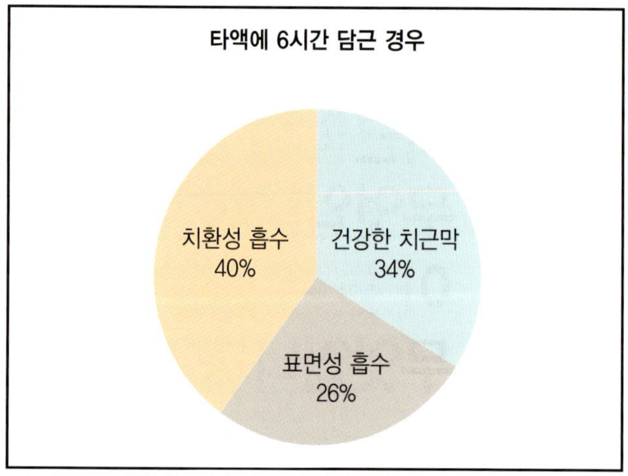

그림 3-3b. 타액에 6시간 담근 뒤 자가 치아 이식한 경우의 경과. *참고문헌 4에서 변경 인용.

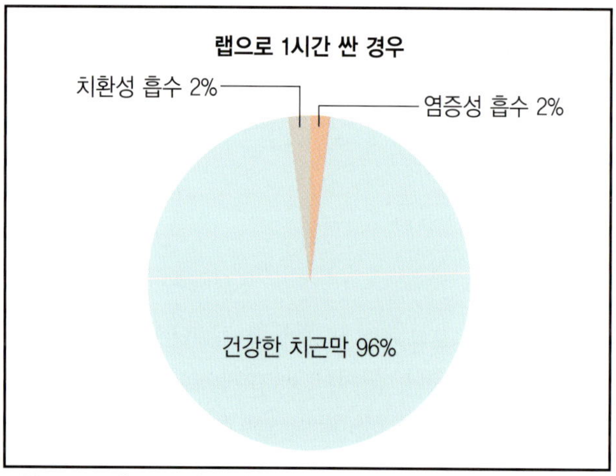

그림 3-3c. 랩으로 1시간 싼 뒤 자가 치아 이식한 경우의 경과. *참고문헌 4에서 변경 인용.

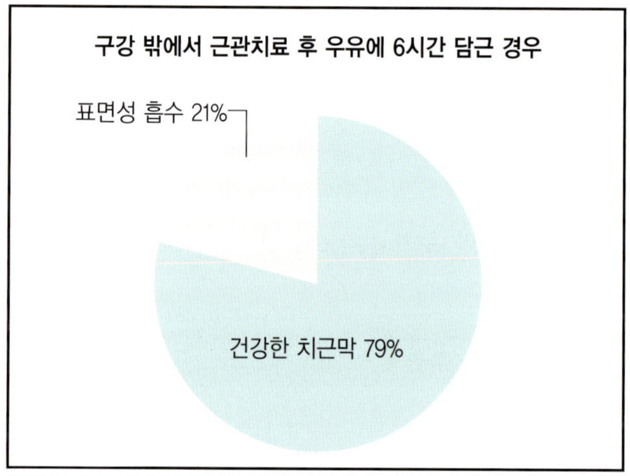

그림 3-3d. 구강 밖에서 근관치료 후에 우유에 6시간 담근 뒤 자가 치아 이식한 경우의 경과. *참고문헌 4에서 변경 인용.

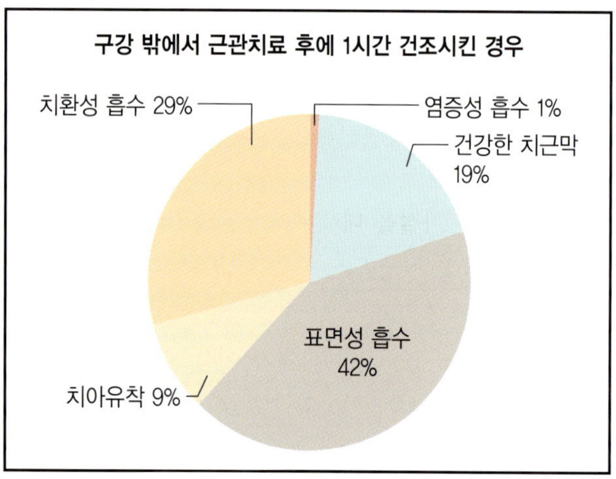

그림 3-3e. 구강 밖에서 근관치료 후에 1시간 건조시킨 뒤 자가 치아 이식한 경우의 경과. *참고문헌 4에서 변경 인용.

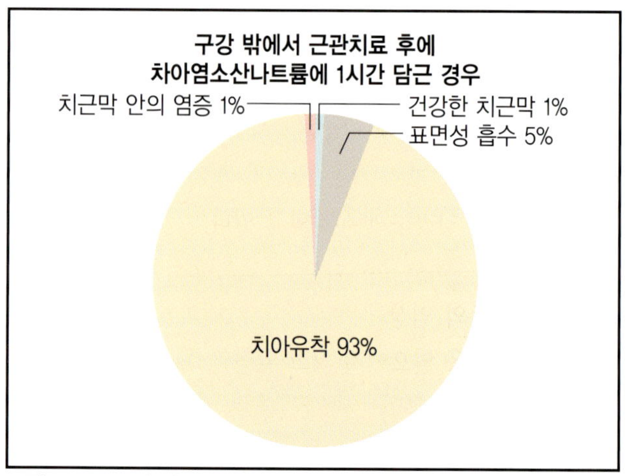

그림 3-3f. 구강 밖에서 근관치료 후에 차아염소산나트륨에 1시간 담근 뒤 자가 치아 이식한 경우의 경과. *참고문헌 4에서 변경 인용.

이식·재식학 04

치근막 ④ 치근막의 항상성

질문

치근막이 일정한 폭을 유지할 수 있는 이유는 무엇입니까? 그리고 알칼리포스파타아제 활성이 높은 치근막세포가 석회화하지 않는 이유는 무엇입니까?

대답

치근막이 일정한 폭을 유지하고 있는 기전의 자세한 내용은 알 수 없습니다. 우리 연구진은 "치근막에는 석회화하는 기구와 석회화하지 않는 기구가 공존하고 있을 것이다."라는 가설을 세우고 있습니다.

【자세한 설명과 근거(evidence)】

석회화하지 않고 치근막의 폭이 일정하게 유지되는 기전

치근막을 구성하는 섬유아세포는 높은 알칼리포스파타아제(alkaline phosphatase) 활성을 보인다. 알칼리포스파타아제 활성은 석회화의 지표로 알려져 있어 석회화하기 쉬운 골아세포, 상아아세포, 백악아세포 등 경조직을 형성하는 세포에서는 높은 수치를 나타낸다. 그러나 보통은 치근막이 석회화하지 않아 **0.15~0.38mm의 폭**을 유지하고 있고 치아의 이식·재식 혹은 교정적 치아이동의 경우에도 치근막의 폭은 일정하게 유지되고 있다.

석회화가 항진하면 치아유착이 일어나게 되므로 이식·재식·치아이동의 임상에는 바람직한 결과가 아니다. 치근막이 치아유착을 일으키지 않고 일정한 폭을 유지할 수 있는 이유가 무엇 때문인지에 관해서는 (1) 치근막세포의 분화(알칼리포스파타아제 활성 및 석회화), (2) 치근막세포의 증식, 바꿔 말하면 석회화하는 기구와 석회화하지 않는 기구라는 2개의 측면에서 고찰할 수 있다.

치근막세포의 분화와 증식

분화한 세포는 증식하지 않지만 석회화하고 경조직을 만들 가능성이 있다. 반대로, 증식하는 세포는 일반적으로 분화하지 않아 이러한 세포가 경조직을 만든다고 생각하기는 어렵다. 단순히 생각하면 치아유착을 일으키지 않고 일정한 폭을 유지하고 있는 치근막의 환경이란 분화(석회화)로의 과정이 억제되는 상황이라고 할 수 있다. 이렇게 분화가 억제되고 있는 상태는 치근막세포의 증식·접착·신장의 과정에 있다고 생각된다.

요컨대 "치근막에는 석회화하는 기구와 석회화하지 않는 기구가 공존하고 있다."라는 것으로서, 일정한 폭을 유지할 수 있다는 가설을 내세우고 있다[1,2](**그림 4-1**).

치근막은 일정한 폭(0.15~0.38mm)을 유지한다는 특징을 갖추고 있다. 이러한 사실에 의해 (1) 교정적으로 치아를 이동하거나, (2) 치아를 자가 이식·재식해도 치아유착을 일으키는 일 없이 치아의 기능을 발휘할 수 있다. 치주조직의 재생에도 치근막의 항상성이 관계되어 있어 치과 임상에 있어서 없으면 안 되는 중요한 조직이라고 할 수 있다.

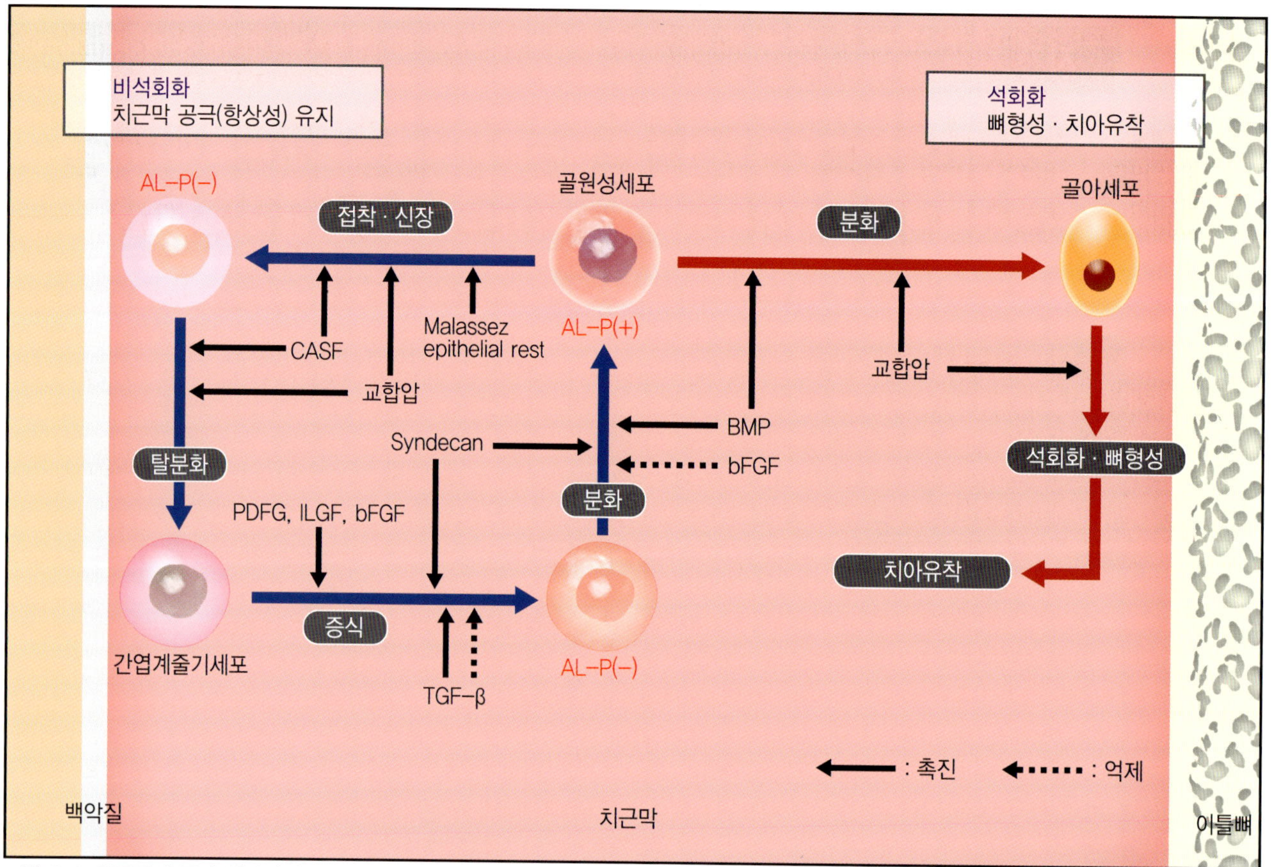

그림 4-1. 치근막의 폭이 일정하게 유지되는 기전. 치아의 이식·재식이나 교정적 치아이동 등의 처치를 받은 치근막이 치아유착을 일으키지 않고 일정한 폭을 유지하고 있는 이유는 무엇일까? 그것은 치근막에는 석회화하는 기구와 석회화하지 않는 기구가 공존하고 있기 때문이라고 생각된다(가설). 석회화하는 기구는 치근막의 섬유아세포가 높은 알칼리포스파타아제 활성(석회화의 지표)을 나타내는 분화한 세포가 그 담당자이다. 분화한 세포는 증식하지 않지만 석회화하고 경조직을 만들 가능성이 있다. 석회화하지 않는 기구는 증식·접착·신장하는 세포의 기능에 따른다고 생각된다. 증식하는 세포는 일반적으로 분화하지 않아 이러한 세포가 경조직을 만든다고 생각하기는 어렵다. 치아유착을 일으키지 않고 일정한 폭을 유지하고 있는 치근막의 환경이란 분화(석회화)로의 과정이 억제되는 상황이라고 할 수 있다. 이렇게 분화가 억제되고 있는 상태는 치근막세포의 증식·접착·신장의 과정에 있다고 생각된다. 접착·신장 인자에 의해 치근막의 세포가 치근 표면에 접착하고 신장하면 알칼리포스파타아제 활성이 저하해 석회화 기구에 제동이 걸린다. 분화(석회화)로의 과정이 촉진되면 경조직이 형성되어 치아유착이 일어난다. 이렇게 "치근막에는 석회화하는 기구와 석회화하지 않는 기구가 공존하고 있다."라는 가능성이 시사된다.
AL-P: 알칼리포스파타아제, bFGF: 알칼리성 섬유아세포 성장인자, BMP: 뼈유도단백, CASF: 세포접착 신장인자, ILGF: 인슐린유사 성장인자, PDGF: 혈소판 유래 성장인자, TGF: 형질전환 성장인자.

참고문헌

1. Shimono M, Ishikawa T, Ishikawa H, Matsuzaki H, Hashimoto S, Muramatsu T, Shima K, Matsuzaka K, Inoue T. Regulatory mechanisms of periodontal regeneration. Microsc Res Tech 2003 ; 60 : 491 - 502.
2. 下野正基. 新編治癒の病理. 東京：医歯薬出版, 2011：314 - 315.

이식·재식학 05

자가 치아 이식과 치근막

질문 발치와에도 치근막이 남아 있을 텐데 백악질 쪽의 치근막이 중요한 이유는 무엇입니까?

대답 **치아의 이식·재식에서 중요한 것은 치아에 붙어 있는 치근막입니다. 치아에 붙은 치근막이 중요한 역할을 담당하고 있는 것은 임상적으로도 증명되고 있습니다.**
실험쥐 Rosa를 사용한 실험으로도 설명할 수 있습니다. 이틀뼈 쪽의 치근막이 재생에 이바지할 가능성은 거의 없다고 할 수 있습니다.

【자세한 설명과 근거(evidence)】

180° 회전 재식의 임상 예

그림 5-1 증례의 환자는 57세의 여성으로 #37의 종창을 주소로 내원했다. #37은 브리지의 지대이지만 치주질환에 이환해 있고 특히 근심측에 깊은 치주낭(7~8mm)과 뼈흡수가 있었다(치수생활력 검사는 양성, **그림 5-1a**). #37을 발치하고 원심면에 부착한 치근막은 보존하면서 근심측 치근면은 구강 밖에서 기계적으로 청소한 후에 Emdogain을 도포하고 근심과 원심이 바뀌도록 180° 회전해 발치와에 재식했다. 다시 말해서 이 시점에서 #37 발치와의 근심측에는 치근막이 거의 없지만, (재식된 치아를 180° 회전해 재식했으므로 치근의 근심측에는) 발치 전의 원심측 치

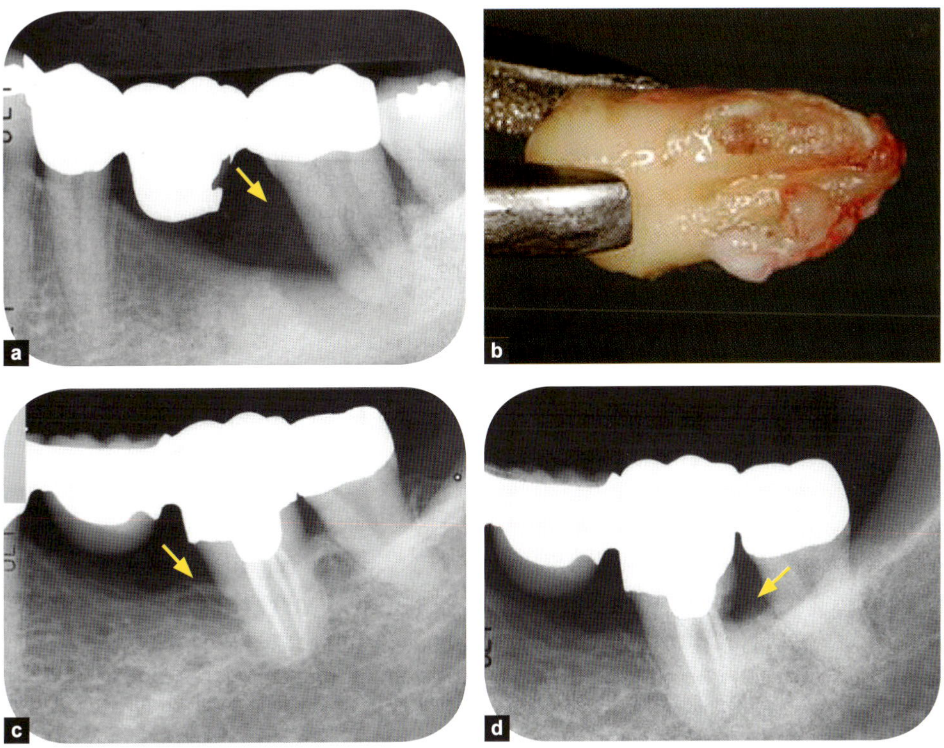

그림 5-1a. 이식·재식에서 치근막. #37 근심측에 치주낭과 뼈흡수가 보인다(화살표).
그림 5-1b. #37을 발치하고 원심측 치근막을 보존하면서 근심측 치근면을 구강 밖에서 기계적으로 청소한 후 180° 회전해 재식했다.
그림 5-1c. 재식 후 4년 10개월. 근심측에 이틀뼈가 재생하고 있다(화살표).
그림 5-1d. 재식 후 7년 6개월. 재식 치아의 원심측에 치근흡수가 보인다(화살표). *a~d 사진 제공: Matsui Hiroei(松井宏榮) 선생님(가나가와현 개업).

근막이 부착해 있게 된다(**그림 5-1b**).

재식 4년 10개월 후에는 근심측의 뼈흡수 부위에 이틀뼈의 재생이 보였다(**그림 5-1c**). 이것은 발치 전의 원심측 치근에 부착되어 있었던 치근막이 재식 후의 근심측에서 증식·분화해 이틀뼈를 재생시킨 것을 나타내고 있다.

한편 재식 치아 원심측의 발치와에는 건강한 치근막이 남아 있었을 텐데, 7년 6개월 후에 치근흡수가 일어나 있다(**그림 5-1d**). 이것은 치주낭을 형성하고 있었던 근심측의 치근면 연조직이 기계적 청소에 의해 제거되어 치근면에는 치근막이 부착하지 않았던 것, 이 부분의 치근면에 내독소·기염성 물질이 남아 있었던 것, 재식할 때 치근과 이틀뼈가 너무 근접한 것 등이 원인이 되어 치근흡수가 일어난 것으로 생각된다[1].

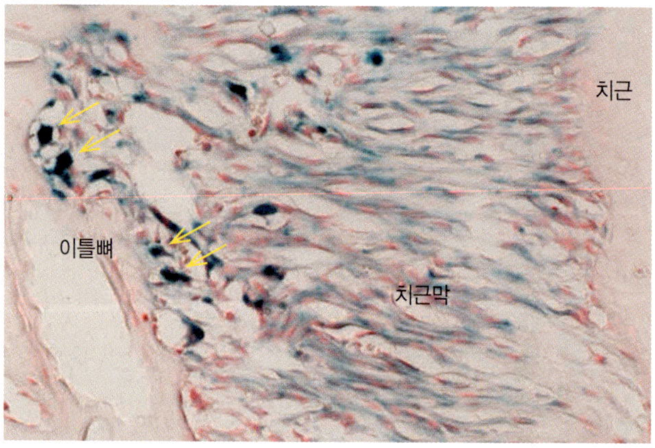

그림 5-2a. 실험쥐 Rosa 치근막 이식의 조직 형태. 실험쥐 Rosa는 유전자 조작으로 모든 세포가 파란색으로 염색된다. 실험쥐 Rosa의 구치를 면역부전 쥐의 발치와에 이식했다. 이식된 치근막을 관찰하면 이틀뼈 표면의 골아세포는 파란색으로 염색되고 있는 것이 분명하다. 이러한 사실로부터, 이식한 실험쥐 Rosa의 치근막세포가 면역부전 쥐의 발치와에서 골아세포로 분화해 뼈를 형성한 것을 알 수 있었다. *참고문헌 2에서 인용.

치아에 부착한 치근막은 이틀뼈를 형성할까? (실험쥐 Rosa를 사용한 실험)

실험쥐 Rosa란 유전자 조작으로 세포가 파란색으로 염색되도록 한 특수한 동물이다. Muramatsu(村松)는 이 동물을 사용해 '치아에 부착한 치근막이 정말로 이틀뼈를 형성할까'를 조사했다. 구체적으로는 실험쥐 Rosa의 치아를 발거하고 누드마우스(nude mouse: 면역부전 쥐)의 발치와에 이식했다. 그 결과 신생 이틀뼈의 표면에 있는 골아세포가 파란색으로 염색되어 있었다. 이것은 실험쥐 Rosa의 치아에 붙어 있었던 치근막세포가 면역부전 쥐의 발치와에서 이틀뼈를 형성한 것을 의미해 백악질 쪽의 치근막이 뼈형성에 관계한다는 사실, 다시 말해서 **백악질 쪽 치근막이 이틀뼈 쪽 치근막보다 더 중요하다**는 사실을 나타낸다[2,3](**그림 5-2a**).

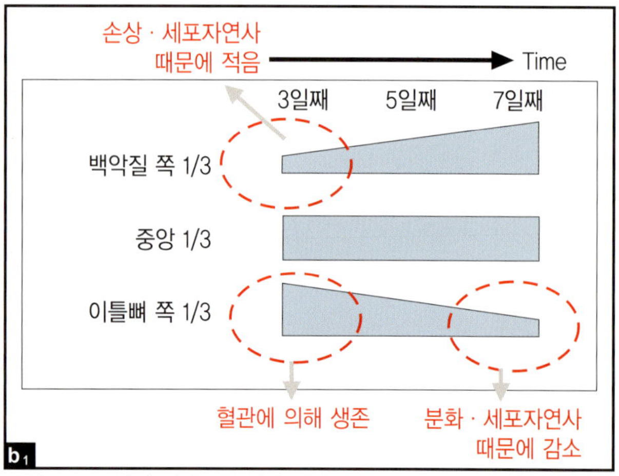

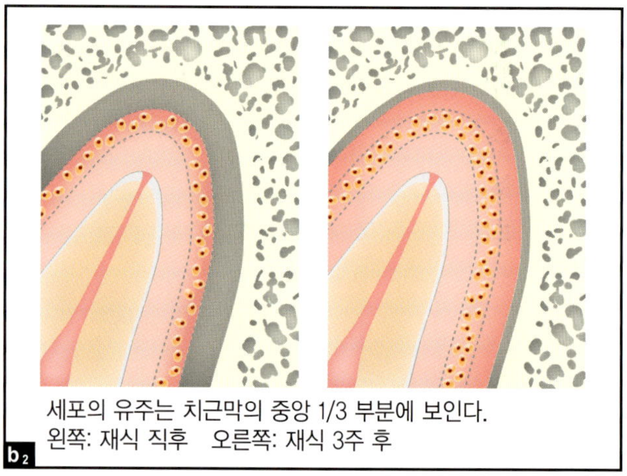

그림 5-2b. 재식 치아 치근막의 세포의 증식·유주를 보이는 모식도. 실험쥐의 상악 제1구치를 발치해 곧바로 발치와에 재식했다.
술후 3일째에 치근막의 세포증식은 이틀뼈 쪽에서 높고 백악질 쪽에서는 낮았다. 그러나 7일 후에는 반대로 이틀뼈 쪽에서 낮고 백악질 쪽에서는 높았다(b_1).
세포의 유주를 관찰하기 위해서 형광색소를 이용해 관찰했다. 직후에는 재식 치아에 부착한 치근막 끝 부위의 세포가 표지되고 있었다. 재식 후 3주째에 형광색소는 치근막 중앙 1/3 주변에서 보였다(b_2). *참고문헌 4에서 인용.

재식 치근막세포의 증식과 유주

실험쥐의 구치를 발거해 곧바로 발치와에 재식하여 재식 후의 치근막세포의 증식과 세포의 유주를 조사한 연구가 있다. 그것에 따르면 세포증식은 맨 처음 이틀뼈 쪽의 치근막에서 뚜렷하지만, 1주 후에는 백악질 쪽의 치근막에서 활발해지고 이틀뼈 쪽 치근막의 증식 능력은 저하하고 있었다. 유주 능력은 재식 직후에는 치근막 끝 부위에서 두드러지고, 3주 후에는 중간 영역에서 커졌다.

이러한 사실로부터, 재식 후의 치근막 재생에 있어서 이틀뼈 쪽의 치근막은 거의 공헌하지 않으리라고 생각한다[3,4] **(그림 5-2b)**.

또한 사람의 발거 치아를 조직학적으로 계측한 결과 치근 표면에는 55%의 치근막이 부착한 것도 분명해졌다. 치근막의 세포는 침습을 받으면 증식 능력이 6배가 된다는 Melcher 그룹의 연구가 있으므로 이러한 것들이 치아의 이식·재식을 지지하는 과학적 근거라고 할 수 있다[5,6].

참고문헌

1. 松井宏榮. 歯の保存へのこだわり：再植再生療法. In：火曜会60周年記念誌編集委員会・編. あるスタディグループの歩みIV. 東京：火曜会, 2015：48 - 55.
2. 村松敬. 歯牙移動により獲得された歯槽骨の病理組織学的検討. In：林治幸, 村松敬. 歯牙移動による歯周組織再生療法. 東京：砂書房, 2009：47 - 60.
3. 下野正基. 新編治癒の病理. 東京：医歯薬出版, 2011：303 - 306.
4. Sato K, Muramatsu T, Tsuchiya Y, Masaoka T, Enokiya Y, Hashimoto S, Shimono M. Proliferation, migration and apoptosis of periodontal ligament cells after tooth replantation. Oral Dis 2010；16：263 - 268.
5. Gould TRL, Melcher AH, Brunette M. Location of progenitor cells in periodontal ligament of mouse molar stimulated by wounding. Anat Rec 1977；188：133 - 142.
6. Gould TRL, Melcher AH, Brunette M. Migration and division of progenitor cell populations in periodontal ligament after wounding. J Periodont Res 1980；15：20 - 42.

이식·재식학 06

뼈의 방사선상

질문

방사선사진에서 불투과상으로 보이는 뼈는 실제로 어떤 상황입니까?

대답

일반적으로 해면뼈의 변화는 방사선사진에 반영되지 않습니다. 흡수된 뼈는 방사선투과상으로서 보이지만 투과상이 전혀 없는 '0'을 의미하는 것은 아닙니다. 건강한 뼈라도 1/3은 방사선사진에 찍히지 않지만 유기질은 존재합니다.

【자세한 설명과 근거(evidence)】

근첨병변의 방사선사진

임상적으로 근첨병변에 기인하는 뼈의 흡수는 방사선사진에서 발견·평가된다. 그러나 (1) 뼈의 병변이 피질뼈 혹은 피질뼈와 해면뼈의 경계부에 이르지 않으면 방사선투과상은 보이지 않는다[1], (2) 뼈흡수의 실제 크기는 방사선진단으로 의심되는 범위보다 더 크다[1], (3) 방사선으로 검출할 수 없는 근첨병변이 높은 빈도로 있다[2] 등이 지적되고 있다(**그림 6-1**).

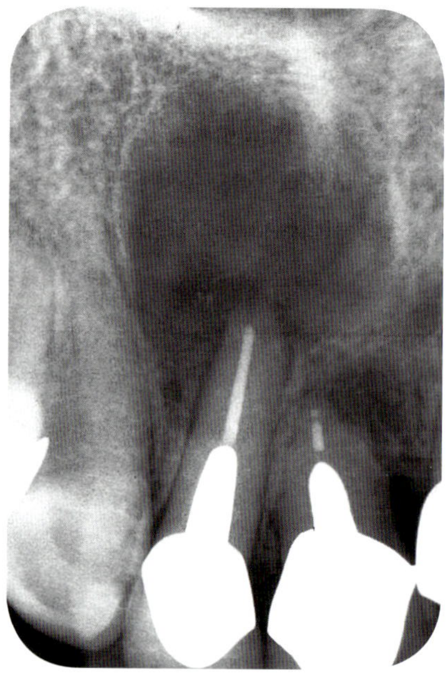

그림 6-1. 근첨병변의 방사선사진. *사진 제공: Hashimoto Sadamitsu(橋本貞充) 선생님(도쿄치과대학).

이틀뼈의 특징과 방사선사진

치주질환의 방사선사진은 대부분 이틀뼈를 관찰하게 된다. 이틀뼈의 특징은 (1) 이틀뼈는 고유이틀뼈와 해면뼈로 구성된다, (2) 근첨측 1/2~2/3의 치조와 벽은 치밀한 고유이틀뼈로 구성된다, (3) 이틀뼈의 개조는 빠르다(약 1주일), (4) 치밀골의 변화가 방사선사진에 강하게 반영되지만 투과상이 '0'을 의미하지는 않는다(1/3은 유기질임. **그림 6-2**), (5) 방사선사진에 치조경선(**그림 6-3**)이 나타나거나 없는 것은 병리학적 변화와 함께 많은 기술적 요인(피폭량, 노출 시간, 각도 등)에 영향을 받기 때문이라고 요약할 수 있다[3,4].

이틀뼈의 개조

특히 주목해야 하는 것은 "이틀뼈의 개조(remodeling)는 매우 빠르고 흡수에 걸리는 시간이 1.5~2.3일, 이행에 걸리는 시간이 3.5~4.0일, 뼈첨가에 걸리는 시간이 약 1일로 합계 약 1주일이므로, 다른 뼈보다 약 20배나 빨리 개조된다[3]."라는 점이다.

세포 레벨에서 보면 파골세포의 수(1mm^{2}당)는 다른 부위 해면뼈의 0.1개에 대해 이틀뼈는 6개로, 60배나 많은 파골세포가 있다.

파골세포의 생존 기간도 다른 부위 해면뼈의 60~120일에 대해 이틀뼈에서는 6일이어서, 이틀뼈에서는 다른 부위

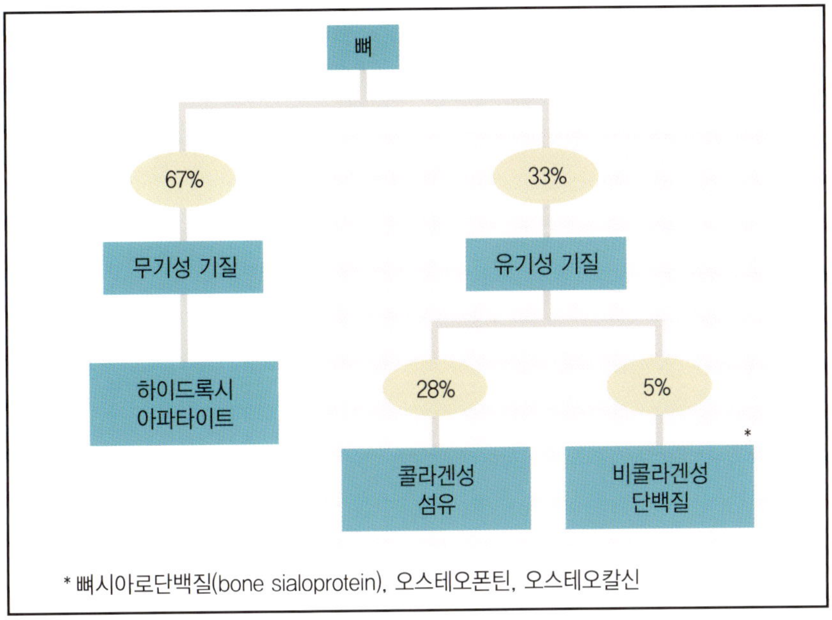

그림 6-2. 뼈의 화학적 조성. *참고문헌 5에서 일부 변경 인용.

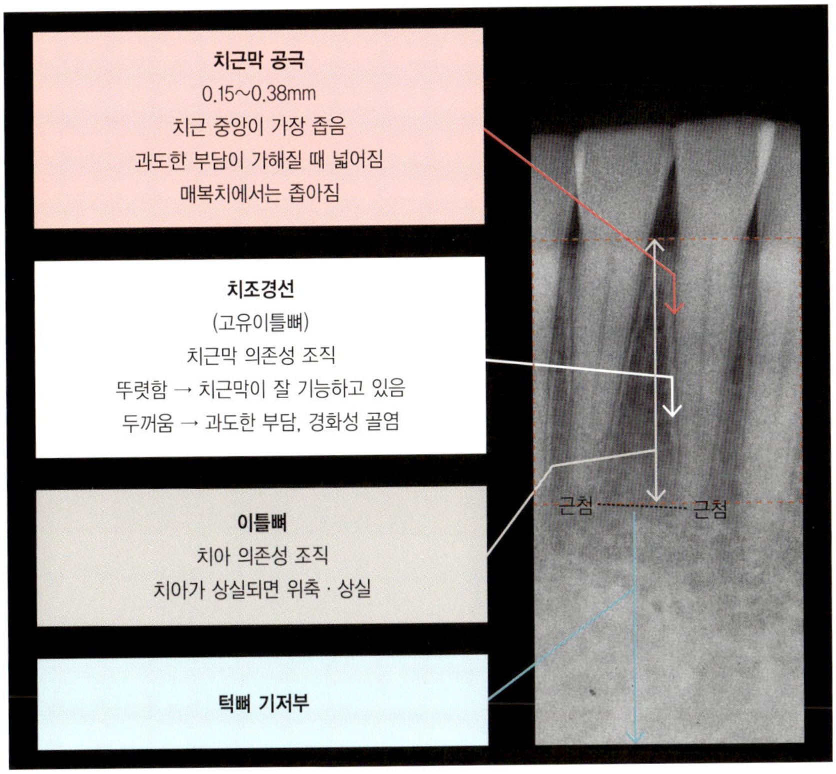

그림 6-3. 이틀뼈의 방사선사진. 이틀뼈는 정상에서 근첨까지 사이의 뼈를 말하고(빨간색 점선으로 둘러싸인 부위), 치조경선은 조직학적으로는 고유이틀뼈라고 불려 방사선불투과상으로 관찰된다. *사진 제공: Makino Akira(牧野 明) 선생님(도야마현 개업).

해면뼈의 10~20배나 빠른 속도로 뼈흡수가 이루어지는 것을 나타내고 있다.

이틀뼈의 개조가 약 20배나 빠르다는 것은 임상적으로는 1~2주일에 이틀뼈의 형태가 완전히 바뀌어도 이상하지 않다는 것을 의미한다. **시간 흐름에 따른 구강내의 변화를 방사선사진으로 평가할 때 이틀뼈의 개조가 매우 빠르다는 점을 잊어서는 안 된다.**

참고문헌

1. Bender IB, Seltzer S. Roentogenographic and direct observation of experimental lesions in bone. JADA 1961；62：150 - 160.
2. Brynolf I. Histological and roentogenological study of periapical region of human upper incisors. Odonto Revy 1967；18：suppl 11.
3. 下野正基, 山村武夫, 雨宮璋, 二階宏昌・訳, シュレーダー歯周組織. 東京：医歯薬出版, 1989：133 - 154.
4. Elfenbaum A. Alveolar lamina dura. Radiographic interpretation. Dent Radiography and Photography 1958；31：21 - 29.
5. 川崎堅三・監訳. TenCate 口腔組織学, 第6版. 東京：医歯薬出版, 2006：108 - 137.

PART 5

통증에 관한 의문

통증 01

치아의 통증 ①

질문

이갈이(bruxism)나 이른바 TCH에서 지각과민이 발생한다는 병리학적 식견은 있습니까? 그 경우는 어떤 기전을 통해 치수염으로 이행합니까?

대답

이갈이에 의한 힘이 법랑소주 사이에 틈새를 만들고 거기에 산이 침입하면 치경부 쐐기모양결손(abfraction)이 생깁니다. 상아질이 노출하면 지각과민이 발생하고 상아질에 대한 상해성 자극으로 신경펩타이드가 방출되어 신경원성 염증이 일어납니다[1].

【자세한 설명과 근거(evidence)】

치경부 쐐기모양결손(Abfraction)

이갈이나 TCH(tooth contact habit) 등에 의해 습관적이고 지나친 힘이 치아에 가해지면 백악-법랑경계의 표층에 응력이 집중한다[2,3]. 힘 때문에 법랑질의 소주와 소주 사이에 작은 틈새가 생긴다. 그리고 그 틈새에 타액이나 음식물 안의 산이 작용하면 법랑소주의 인회석이 녹고, 인회석 결정의 결합이 약해지고 파괴되어 치경부 치질의 결손이 발생하는 것을 **치경부 쐐기모양결손**이라 한다(**그림 1-1**). 치경부에 예리한 각도의 결손이 있으면 칫솔에 의한 마모라기보다 오히려 치경부 쐐기모양결손이라고 생각해야 할 것이다.

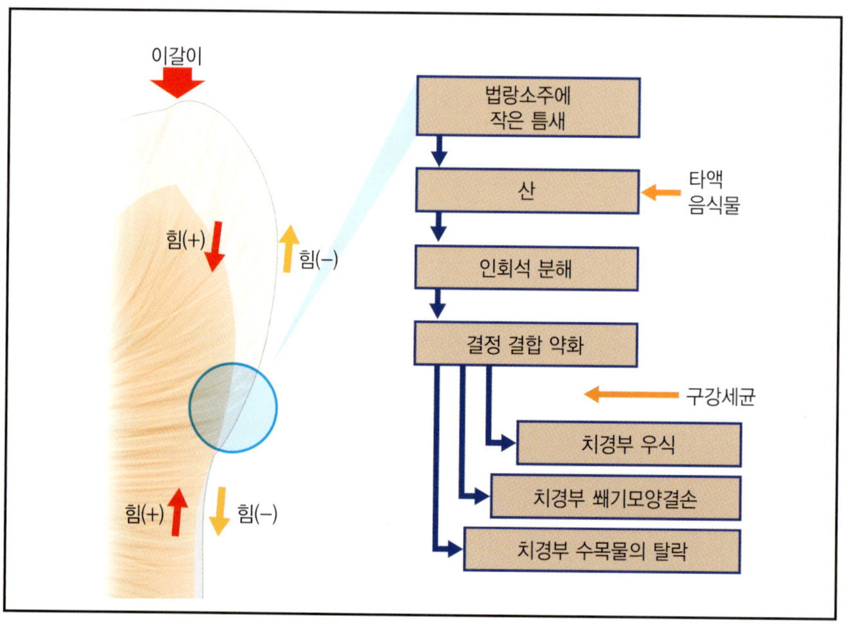

그림 1-1. 치경부 쐐기모양결손의 원인. 이갈이 등에 의해 교합면에 강한 힘이 작용하면 백악-법랑경계의 표층(법랑소주에 의해 구성된 얇은 법랑질)에 응력이 집중한다. 힘이 가해지지 않을 때는 응력이 반대 방향을 향한다. 이러한 힘으로 인한 폐해는 법랑소주 사이에 미세한 틈새를 만든다. 치아 틈새에 타액이나 음식물 유래의 산이 침입하면 인회석이 용해해 결정 결합이 약해지고 치경부의 법랑질이 결손한다. 이로 인해 쐐기모양결손, 치경부 우식 및 수복물의 탈락이 발생한다.

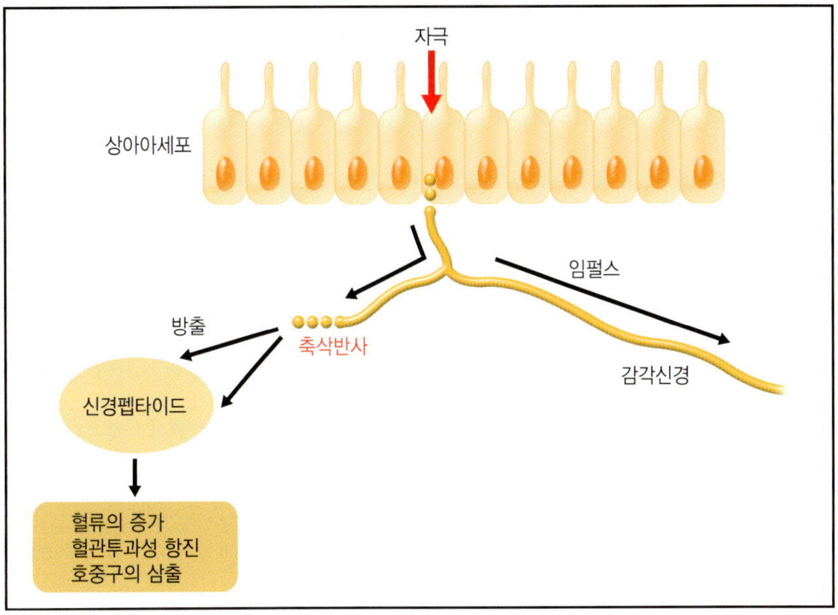

그림 1-2. 축삭반사를 보이는 모식도. 상아질에 대한 자극 때문에 발생한 감각신경섬유의 임펄스(흥분)는 구심성으로 전달되지만 그 일부는 축삭반사에 의해 분기부에서 말초 방향으로 전해진다. 이로 인해 신경종말에서 신경펩타이드가 방출되어 혈류의 증가, 혈관투과성 항진, 호중구의 삼출 등의 반응이 발생한다. 이것이 축삭반사이다.

지각과민과 신경원성 염증

치경부 쐐기모양결손 때문에 상아질이 노출하면 상아세관 내액의 이동을 통해 다양한 자극이 치수에 전해져 **지각과민**이 야기된다(동수역학설).

또한 상아질에 대한 상해성 자극 때문에 발생한 감각신경섬유 임펄스(흥분)의 일부는 **축삭반사**에 의해 분기부에서 말초 방향으로 전해진다. 이로 인해 신경종말에서 신경펩타이드가 방출되어 혈류의 증가, 혈관투과성 항진, 호중구의 삼출 등의 염증반응이 발생한다[신경원성 염증(neurogenic inflammation)][1,4,5](**그림 1-2**).

참고문헌

1. 下野正基. 新編治癒の病理. 東京：医歯薬出版, 2011：167, 235.
2. 宮地建夫, 下野正基, 鈴木尚, 北川原健, 続肇彦. 座談会　力を読む(上). 補綴臨床 1998；31：17 - 74.
3. 宮地建夫, 下野正基, 鈴木尚, 北川原健, 続肇彦. 座談会　力を読む(下). 補綴臨床 1998；31：143 - 193.
4. 脇田稔, 前田健康, 山下靖雄, 明坂年隆・編. 口腔組織・発生学. 東京：医歯薬出版, 2006.
5. 金子至, 下野正基. 歯肉を読み解く. デンタルハイジーン別冊. 東京：医歯薬出版, 2014：106.

통증 02 **치아의 통증 ②**

질문 유제놀이 치수 진정 효과를 발휘하는 이유는 무엇입니까?

대답 **캡사이신과 유제놀의 물리적·화학적·생물학적 성질은 비슷합니다. 저농도의 유제놀을 지속적으로 투여하면 상아아세포에 있는 캡사이신 수용체가 탈감작되어 통각 역치가 오르고 통증에 대한 반응을 둔하게 하므로 진통 작용이 생긴다고 생각됩니다[1,3].**

【자세한 설명과 근거(evidence)】

유제놀과 캡사이신은 유사

유제놀(eugenol)이 산화아연(zinc oxide)과 섞이면 킬레이트 작용으로 경화하므로 산화아연 유제놀 시멘트로서 가봉·직접복수·간접복수에 사용되고 있다[1,3]. 유제놀, 구아야콜, 페놀은 페놀 골격(지용성의 벤젠고리와 친수성의 하이드록실기)을 가지는데 그러한 물리적·화학적·생물학적 성질은 캡사이신과 비슷하다고 생각된다. 캡사이신은 고추의 주성분이며 캡사이신 수용체(TRPV 1 채널)가 침해성 통증을 전달하는 것은 뒤에 설명하겠다(통증 03 치아의 통증 ③ 참조).

저농도의 유제놀

산화아연유제놀 시멘트를 와동에 채워 12시간 후에 유제놀 농도를 조사하면 노출 상아질 표면(유제놀 시멘트와 상아질의 경계)에서 10mM, 치수 가까이의 상아질에서 0.1mM이고, 이 농도는 적어도 10주 동안 유지된다고 보고되어 있다[2].

또한 **유제놀은 0.01~0.1mM의 농도로 프로스타글란딘 합성을 저해해 항염증 작용을 발휘**한다. 보통은 프로스타글란딘이 통증 역치를 내려 통증에 과민한 상태를 만들지만 **유제놀에 의해 프로스타글란딘의 생산이 억제되어 그 결과 진통 작용이 발생한다**고 생각된다(**그림 2-1**).

캡사이신 수용체에 작용하는 유제놀

유제놀은 캡사이신 수용체에 작용하고 있는 것이 시사되고 있다. 다시 말해서 **고농도(0.1mM 이상)의 유제놀에서 통증이 생기는 이유는 유제놀이 캡사이신 수용체를 활성화해 활동전위를 발생시키기 때문**이라고 생각한다. **저농도(0.01~0.1mM)의 유제놀을 지속해서 투여하면 캡사이신 수용체가 탈감작되어 통각 역치가 올라 반응을 둔하게 하므로 진통 작용이 생긴다**고 생각된다[1,3](**그림 2-1**).

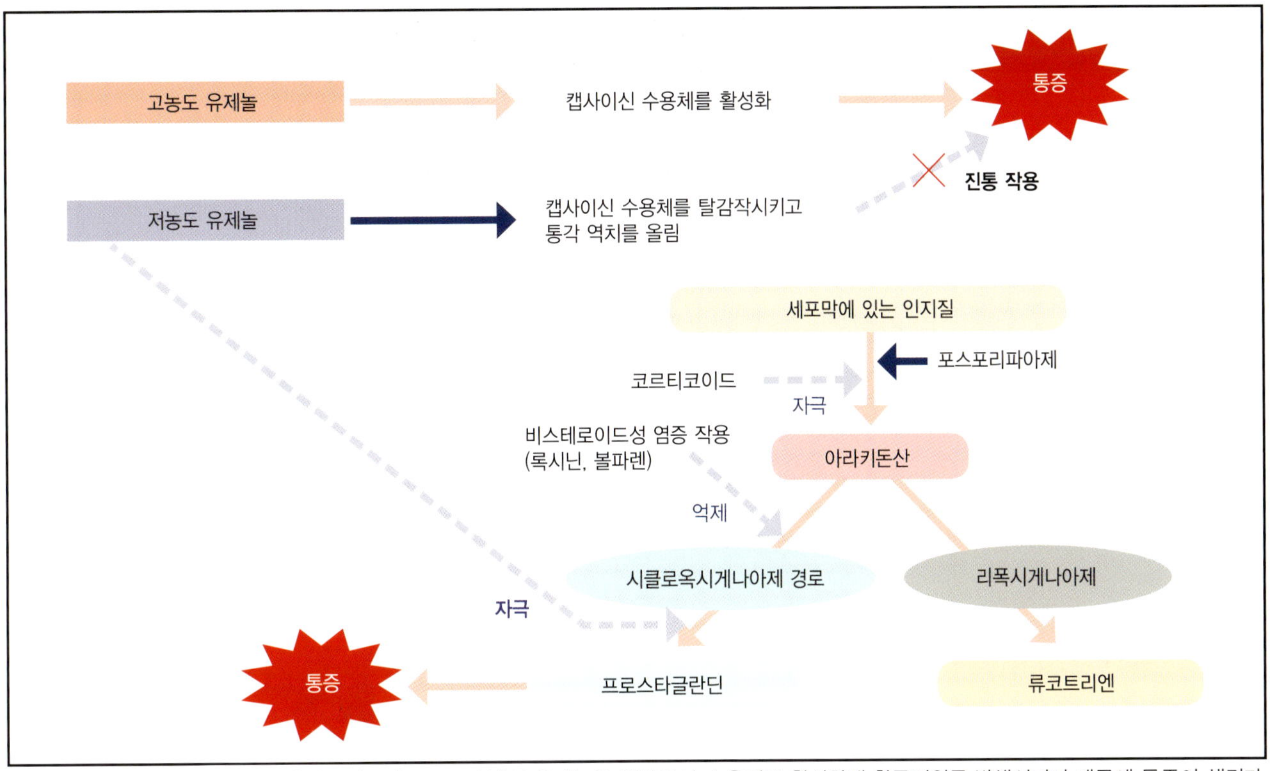

그림 2-1. 유제놀과 캡사이신 수용체. 고농도(0.1mM 이상)의 유제놀은 캡사이신 수용체를 활성화해 활동전위를 발생시키기 때문에 통증이 생긴다. 한편 저농도(0.01~0.1mM)의 유제놀은 캡사이신 수용체를 탈감작시키고 통각 역치를 올리므로(반응을 둔하게 함) 진통 작용이 생긴다. 또한 유제놀은 0.01~0.1mM의 저농도로 프로스타글란딘 합성을 저해해 항염증 작용을 발휘한다고 생각된다.

참고문헌

1. 若森実, 近藤大祐, 荒木健太朗. 痛覚(侵害受容)とは何か? ユージノールはなぜ効くのか? 最近の分子薬理学から解き明かす. 日本歯科評論 2010 ; 70(7) : 135 - 142.
2. Hume RW. An analysis of the release and the diffusion through dentin of eugenol from zinc oxide- eugenol mixtures. J Dent Res 1984 ; 63 : 881 - 884.
3. 下野正基. 新編治癒の病理. 東京 : 医歯薬出版, 2011 : 287.

통증 03 치아의 통증 ③

질문 고추와 치아 통증은 어떤 관계가 있습니까?

대답 **고추에는 캡사이신(capsaicin)이라는 성분이 포함되어 있습니다. 고추를 섭취하면 캡사이신 수용체[바닐로이드 수용체: TRPV 1(transient receptor potential vanilloid 1)]를 자극해 실제로는 온도가 상승하지 않는데도 격심한 작열감을 일으킵니다. 캡사이신의 자극을 수용하는 캡사이신 수용체는 상아질·치수 복합체의 신경이나 상아아세포에도 있으므로 치아의 통증에 깊이 관계되어 있다고 여겨집니다[1-4].**

【자세한 설명과 근거(evidence)】

고추와 치아의 통증

고추의 주성분은 캡사이신으로 8-Methyl-N-vanillyl-6-nonenamide가 캡사이신의 화학식이다. 바닐릴기를 가지는 화합물을 바닐로이드라고 하는데 캡사이신 수용체의 다른 이름인 '바닐로이드 수용체'는 캡사이신의 화학식에 유래한다. 근래 이 수용체는 TPRV 1 채널이라 불리고 있다.

캡사이신 수용체는 통증의 원인인 침해성 온도자극(45℃ 이상의 열, 15℃ 이하의 냉 자극) 및 침해적 화학자극(강산)을 받아도 반응한다.

고추의 자극은 매운맛이 아니라 작열감(통증)을 일으키는 것이다[5].

고추의 역사

향신료로서 요리에 자주 이용되는 고추의 조상은 남미 브라질 볼리비아 국경 원산의 야생 식물이다(**그림 3-1**). 원래는 토마토나 감자와 같은 부류의 가지과 식물인 고추는 쥐 등에게 먹히지 않기 위해서 캡사이신을 생산하도록 분화했다고 한다. 포유류는 캡사이신의 통증을 느끼지만 새는 캡사이신의 통증을 느끼지 않으므로(캡사이신에 내성

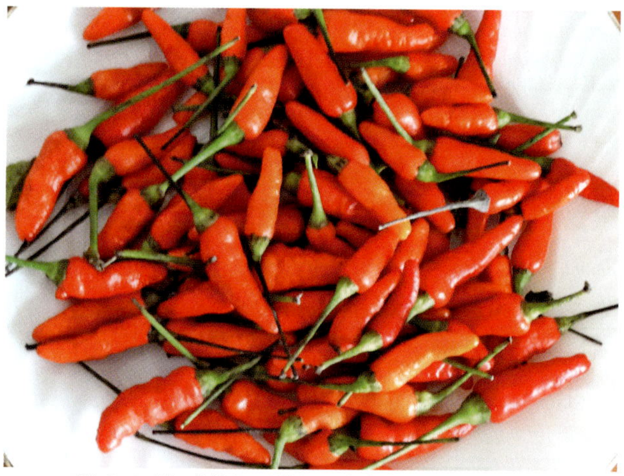

그림 3-1. 섬고추(역주: 일본 오키나와 지역의 매운 고추).

이 있음) 고추를 먹고 씨를 흩뿌렸다. 그 결과 몇십만 년 사이에 원산지에서 사방으로 분산하면서 다종다양한 고추로 진화해 갔다고 생각된다. 맵지 않은 고추의 대표적인 것이 피망이고, 반대로 매운 고추의 대표적인 것으로 할라페뇨와 하바네로가 유명하다.

멕시코에서는 8,000년 전부터 고추가 재배되고 있어 옥수수나 호박의 재배보다 빨라 보인다.

고추는 콜럼버스에 의해 아메리카대륙에서 유럽으로 퍼졌다. 유럽으로 전해진 아득한 옛날부터 과테말라의 마야 사람들은 고추를 설사나 경련을 멈추는 약제로서 이용한 것 이외에도 잇몸 위에 발라 치통을 완화시키고 있었다는 기록이 남아 있다. **고추를 달인 국물이 치통을 완화**하는

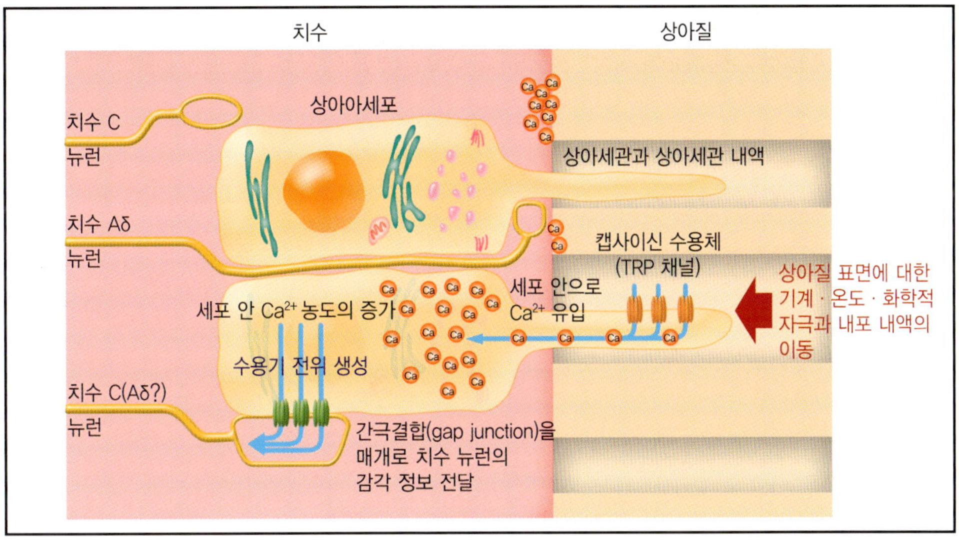

그림 3-2. 치아의 통증에 관계되는 상아아세포의 캡사이신 수용체(바닐로이드 수용체: TRPV 1 채널). 노출 상아질 표면을 탐침으로 문지르거나 에어 시린지로 건조하는 기계적 자극이나 저장액 또는 고장액의 삼투압 자극(화학자극)으로 상아세관 내액이 이동해 캡사이신 수용체를 활성화한다. 또한 상아세관 내액의 이동이 일어나지 않는 전기적 자극이나 15℃ 이하 또는 45℃ 이상의 온도자극에 대해서도 상아아세포의 캡사이신 수용체는 자극을 감지해 치아의 통증을 일으킨다.

것으로부터 충치에 처방된 것이 1850년의 "더블린 의학 잡지"에 실려 있다[6].

통증의 지표

고추의 통증 지표는 스코빌 수치(Scoville scale)로 나타낸다. 미국 텍사스농업대학의 윌버 스코빌(Wilbur Scoville) 박사가 고안한 방법이다. 피망이나 파프리카의 스코빌 수치는 0이고, 타바스코 소스는 2,500~5,000, 할라페뇨가 2,500~8,000, 기네스가 인정한 망령의 고추라 불리는 부트 졸로키아(Bhut jolokia)가 1,000,000이다[6].

강한 매운맛에 빠지는 이유는?

사람들이 강한 매운맛에 빠지는 것은 '고추를 먹는다 → 통증을 지우기 위해서 엔도르핀(뇌 내 신경전달물질)이 분비 → 쾌감·기분 고양 → 매운맛을 잊을 수 없다(뇌가 엔도르핀을 기억) → 강한 매운맛에 빠진다(또 먹고 싶어짐)'라는 기전일 것으로 생각한다[6].

치아의 통증과 캡사이신 수용체

상아아세포에도 고추의 통증을 감지하는 수용체가 있는 것이 알려졌다. 이 수용체는 '캡사이신 수용체' 또는 '바닐로이드 수용체'(TRPV 1)라고도 하며 근래에는 'TRP 채널'이라고도 불리고 있다. 'TRP'란 transient receptor potential의 약자로, TRP 채널은 침해 자극을 받으면 그것을 전기신호로 바꾸는 일종의 변환기이다.

전기적 자극이나 상아세관 내액에 확산하는 화학 용액에 의한 자극 등 동수역학설로는 설명할 수 없는 치아 통증의 기전도 이 캡사이신 수용체가 상아아세포에 있으면 해명된다고 한다. 다시 말해서 **노출 상아질 표면을 탐침으로 문지르거나(기계적 자극), 에어 시린지로 건조하거나, 삼투압 자극(화학 자극)과 같은 저장액(hypotonic solution) 또는 고장액(hypertonic solution)이 있으면, 상아세관 내액이 이동해 캡사이신 수용체가 활성화되어 말초신경에 전달되고 통증이 발생**할 수 있다[1](**그림 3-2**).

참고문헌

1. 下野正基. 新編治癒の病理. 東京 : 医歯薬出版, 2011 : 286 - 287.
2. Magloire H, Maurin JC, Couble ML, Shibukawa Y, Tsumura M, Thivichon-Prince B, Bleicher F. Topic review. Dental pain and odontoblasts : Facts and hypotheses. J Orofac Pain 2010 ; 24 : 335 - 349.
3. Son AR, Yang YM, Hong JH, Lee SL, Shibukawa Y, Shin DM. Odontoblast TRP channels and thermo/ mechanical transmission. J Dent Res 2009 ; 88 : 1014 - 1019.
4. Okumura R, Shima K, Muramatsu T, Nakagawa K, Shimono M, Suzuki T, Shibukawa Y. The odontoblast as a sensory receptor cell? The expression of TRPVl(VR-l)channels. Arch Histol Cytol 2005 ; 68 : 251 - 257.
5. 渋川義幸. 歯髄・象牙質感覚とは何か? 侵害受容感覚(痛覚)と口腔の機能. 日本歯科評論 2010 ; 70(6) ; 127 - 136.
6. アマール・ナージ・著, 林真理, 奥田祐子, 山本紀夫・訳. トウガラシの文化誌. 晶文社, 1997.

통증 04

지각과민 ①

질문

치아의 통증(상아질지각과민)은 어떻게 전달됩니까?

대답

날카롭게 찌르는 통증은 Aδ섬유가 관여하고 둔하게 쑤시는 통증은 C섬유가 관여하고 있습니다. 치아의 통증의 기전에 대해서는 네 가지 학설이 제창되고 있습니다. 다시 말해서 (1) 상아질 신경 자극설, (2) 상아아세포 수용기설, (3) 동수역학설, (4) 지각 수용 복합체설입니다. 그러나 치아 통증의 모든 것을 설명할 수 있는 학설은 없습니다[1,2,4].

【자세한 설명과 근거(evidence)】

상아질 신경 자극설

상아질 전체에 분포하는 신경섬유가 직접 자극을 수용한다는 학설이다(**그림 4-1a**). 이것은 임상소견을 간명하면서도 합리적으로 설명할 수 있으므로 오랫동안 믿어 왔지만 전자현미경을 사용한 관찰로 부정하게 되었다.

상아아세포 수용기설

상아아세포 자신이 감각수용세포로서 기능한다는 학설이다(**그림 4-1b**). 그러나 상아아세포의 막전위, 시냅스전달물질, 시냅스 구조에서 의문시되고 있다.

동수역학설(Hydrodynamic theory)

상아세관 안에는 상아세관 내액(조직액)이 들어 있어 노출 상아질 표면에 더해진 자극 때문에 상아세관 내액은 밖을 향해(법랑질 쪽으로) 또는 안을 향해(치수 쪽으로) 이동한다. 이러한 액의 이동 때문에 상아질·치수 경계부에 분포하는 Aδ섬유가 흥분해 통증이 발생한다는 학설이다(**그림 4-1c**). Brännström(1963)이 주장하였다. 다양한 통증의 발생을 설명할 수 있으므로 널리 지지를 받고 있다(통증 05 참조)[3].

지각 수용 복합체설

상아질에 가해진 자극 때문에 상아아세포의 세포돌기가 변형하므로 신경종말을 기계적으로 자극하여 통증이 발생한다는 학설이다(**그림 4-1d**).

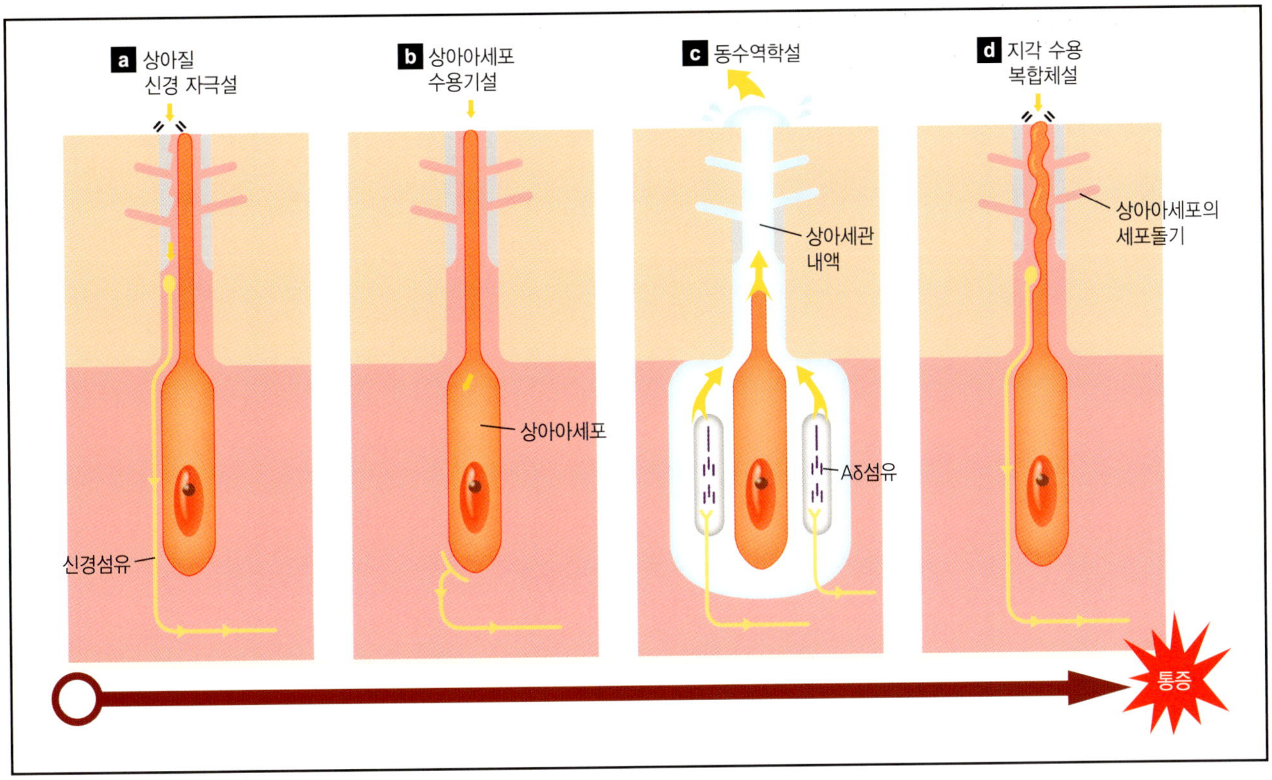

그림 4-1. 치아 통증의 기전.
a: 상아질 신경 자극설.
b: 상아아세포 수용기설.
c: 동수역학설.
d: 지각 수용 복합체설.
*참고문헌 4에서 인용.

참고문헌

1. 川崎堅三・監訳. Ten Cate 口腔組織学第 6 版. 東京：医歯薬出版, 2003.
2. 脇田稔, 前田健康, 山下靖雄, 明坂年隆・編. 口腔組織・発生学. 東京：医歯薬出版, 2006.
3. Brännström M. A hydrodynamic mechanism in the transmission of pain-producing stimuli through the dentine. Sensory Mechanisms in Dentine (Anderson, DJ. ed). Oxford : Pergamon Press, 1963 : 73 - 79.
4. 下野正基. 新編治癒の病理. 東京：医歯薬出版, 2011 : 214 - 215.

통증 05 **지각과민 ②**

질문 동수역학설이란 무엇입니까?

대답 노출 상아질 표면에 가해진 자극에 따라 상아세관 내액이 이동하므로 상아질·치수 경계부의 Aδ섬유가 흥분해 통증이 발생한다는 학설입니다(그림 5-1)[1].

【자세한 설명과 근거(evidence)】

자극의 종류와 상아세관 내액의 이동

자극의 종류와 상아세관 내액의 이동 관계를 동수역학설에 따라 설명하면 다음과 같다.

❶ 온도 변화 중 뜨거운 차를 마셨을 때는 상아세관 내액이 팽창해 상아세관의 양끝으로 이동한다. 아이스크림을 먹은 경우는 상아세관 내액이 수축해 상아세관의 중심으로 이동한다.

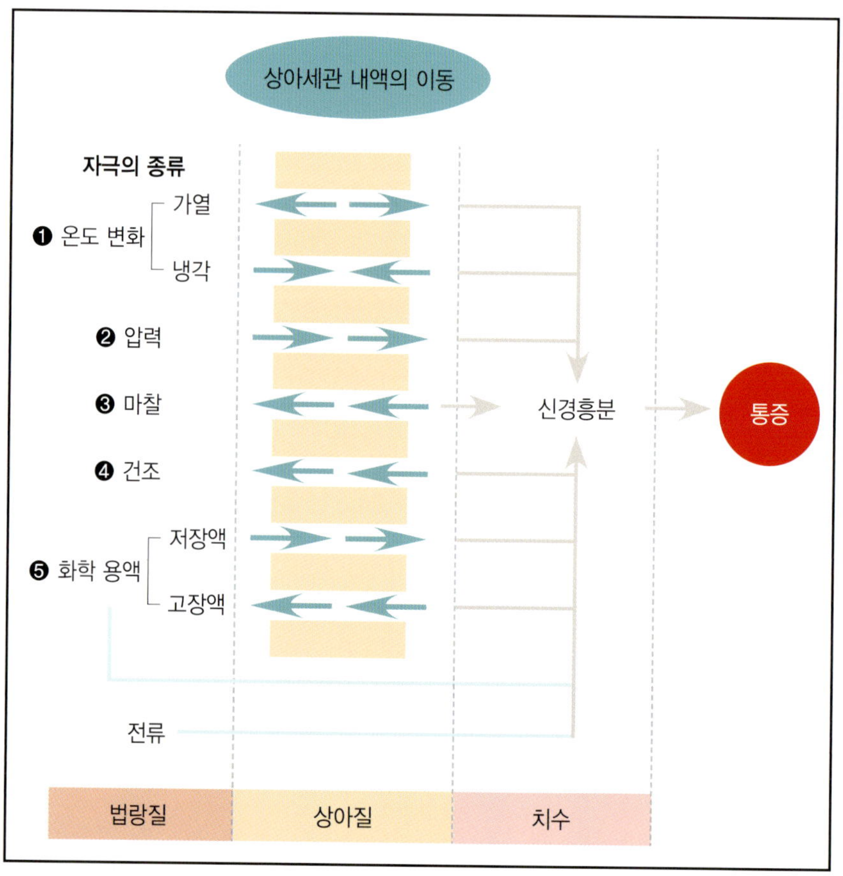

그림 5-1. 자극의 종류와 상아세관 내액의 이동. 온도 변화, 압력, 마찰, 건조는 각각 상아세관 내액을 하늘색 화살표의 방향으로 이동하게 한다. 이러한 액의 이동을 통해 Aδ섬유의 신경흥분을 일으켜 통증이 된다. 전류나 화학 용액의 일부는 상아세관 내액의 이동과 관계없이 직접 신경에 작용해 통증을 일으킨다. *참고문헌 5에서 변경 인용.

❷ 압력을 가하면 상아세관 내액은 치수 쪽으로 이동한다.
❸ 탐침으로 상아질 표면을 문지르면 상아세관 내액은 법랑질 쪽으로 이동한다.
❹ 에어 시린지로 건조시킨 경우에도 상아세관 내액은 법랑질 쪽으로 이동한다.
❺ 저장액의 화학 용액에서 상아세관 내액은 치수 쪽으로 이동한다. 한편 단것을 먹었을 때의 설탕의 덩어리 같은 고장액에서 상아세관 내액은 법랑질 쪽으로 이동한다.

이러한 상아세관 내액의 이동이 Aδ섬유의 신경흥분을 일으켜 통증이 된다[2,3](**그림 5-1**). 그러나 전기적 자극이나 상아세관 내액에 확산하는 화학 용액은 직접 신경에 작용해 통증을 전하므로 이 학설로는 설명할 수 없다.

근래 동수역학설에서 이야기하는 액의 이동은 상아질의 바닐로이드 수용체(TRP 채널) 및 Na-Ca 교환체 등의 센서 단백에 의해 검출되어, 그 통각 정보가 치수신경에 화학적으로 전달되어 치아의 통증이 생기는 것, 그리고 동시에 이 기전이 반응성 상아질 형성과 관련이 있다는 것이 시사되고 있다[4].

참고문헌

1. Brännström M. A hydrodynamic mechanism in the transmission of pain-producing stimuli through the dentine. Sensory Mechanisms in Dentine (Anderson, DJ. ed). Oxford：Pergamon Press, 1963：73 - 79.
2. 脇田稔, 前田健康, 山下靖雄, 明坂年隆・編. 口腔組織・発生学. 東京：医歯薬出版, 2006.
3. 須田英明. 象牙質の透過性と歯の痛み. In：下野正基, 飯島国好・編. 治癒の病理 臨床編 第1巻 歯内療法. 東京：医歯薬出版, 1993：115 - 132.
4. 澁川義幸, 田崎雅和. 象牙質・歯髄複合体の痛みと神経原性炎症のメカニズム. In：木ノ本喜史・編. 抜髄 Initial Treatment 治癒に導くための歯髄へのアプローチ. 東京：ヒョーロンパブリッシャーズ, 2016：45 - 60.
5. 下野正基. 新編治癒の病理. 東京：医歯薬出版, 2011：211.

찾아보기